U0257123

Minzheng Jingshenbing Yiyuan

Linchuang Shiwu Caozuo Zhinan

上海市民政第一精神卫生中心 ◎ 编

民政精神病医院临床实务操作指南

学林出版社

"上海民政专家系列"丛书编委会

主　任
朱勤皓

副主任
蒋　蕊　梅　哲　李　勇　曾　群

委　员
（以姓氏笔画为序）

马国平　马继东　王晓虹　方文进　朱　勇　朱海燕
刘占一　刘伟权　刘忠飞　孙晓红　李志龙　李瑞铭
沈家观　沈　敏　张玉枝　张临俊　张晓颖　张　静
陈国平　陈跃斌　竺　亚　练进波　赵　宇　赵莉娟
胡永明　娄国剑　徐启华　徐　英　奚士英　陶继民
黄一飞　黄井波　曹　奕　章淑萍　程　坚　魏　卿

本书编委

孙　忠　盛嘉玲　陆如平　高　慧　火静兰　乔惠君

总 序

以专业化发展谱写新时代上海民政工作新篇章

上海市民政局党组书记、局长 朱勤皓

　　中国特色社会主义进入新时代。全国第十四次民政会议期间，习近平总书记对民政工作作出重要指示：民政工作关系民生、连着民心，是社会建设的兜底性、基础性工作。各级民政部门要加强党的建设，坚持改革创新，聚焦脱贫攻坚，聚焦特殊群体，聚焦群众关切，更好履行基本民生保障、基层社会治理、基本社会服务等职责。习近平总书记的指示精神，为新时代民政工作发展提供了基本遵循，要牢固树立以人民为中心思想，扎实做好社会救助、社会福利、社区治理、社会组织、社会服务等各项民政工作，不断提升人民群众的幸福感、安全感、获得感。

　　上海海纳百川、追求卓越、开明睿智、大气谦和。新时代上海城市发展肩负着加快建设"五个中心"、卓越全球城市和具有世界影响力的社会主义现代化国际大都市、继续当好改革开放排头兵、创新发展先行者的历史使命，民政民生工作面临着加快发展和高质量发展的现实要求。上海城市经济发达、法制健全、人均收入水平和城市文明程度较高，人民对美好生活的向往更加强

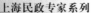
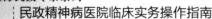
烈和多元；同时，外来人口大量集聚、城市建设和管理情况复杂、户籍人口老龄化、高龄化态势明显，社区治理、养老服务等领域长期面临较大压力。特别在当前信息技术革命快速推进的新的历史条件下，上海民政部门需要以格物致知的智慧和革故鼎新的勇气，坚持自我革新，优化顶层设计，细化工作落实，以制度创新、管理创新、服务创新应对新情况、新形势、新挑战。

民政工作直接面向群众需求，具有鲜明的政治性、法治性、社会性和服务性，做好新时代的民政工作，推进民政工作专业化发展势在必行。民政工作专业化发展内涵丰富，就是要以习近平新时代中国特色社会主义思想为指导，坚持创新、协调、绿色、开放、共享的发展理念，努力推进民政民生政策更加公平，民政社会管理更加精细，民政公共服务更加广泛，在经济社会协调发展和社会治理体系与治理能力现代化进程中发挥积极作用。聚焦人才队伍和能力建设，注重专业知识和技能积累，是上海民政工作长期坚持的一个重要工作经验，也是助推新时代上海民政工作专业化发展的一个重要法宝。通过长期努力，上海民政系统涌现出一大批工作能手、业务骨干和实干专家，他们干一行、爱一行、钻一行、成一行，体现了民政工作专业化发展的精神内涵，形成了良好的工作示范。为此，我们专门组织编写"上海民政专家系列"丛书，进一步推广民政工作专业化发展的理念和经验，形成高质量的理论和实践积累。绳短不能汲深井，浅水难以负大舟。我们期望，在专家的示范引领下，能够有更多的民政人"成才、成名、成家"，不断提升新时代上海民政工作专业化发展水平，这是时代之需，更是时代机遇。我们坚信，在习近平新时代中国特色社会主义思想的指引下，民政部门将始终把人民群众对美好生活的向往作为奋斗目标，通过高标准服务、高质量服务，让更多群众共享上海改革发展的成果。

前　言

　　精神障碍的发生、发展、预后、转归与预防、治疗、护理、康复等社会干预因素密不可分。受疾病本身发展特点的影响，部分精神障碍患者会进入慢性衰退期，在认知功能、社会功能、生活自理能力等方面出现明显下降甚至缺失，需要长期治疗、照护和康复服务。上海市民政精神卫生机构收治精神障碍患者中，大部分处于慢性衰退期，如何通过标准化、个性化、专业化临床服务，最大限度地保持和恢复患者认知、社会功能和生活自理能力，提升患者在机构内的生活质量，是上海民政精神卫生服务不断探索与实践的目标愿景。

　　本书共分七章。第一章概述，主要介绍民政精神病医院职能和服务对象特点；第二章主要介绍精神障碍慢性期患者机构内管理服务模式；第三章至第六章主要介绍在机构内为患者提供诊疗与评估、护理操作流程、康复与训练、社工专业服务四大主体临床服务内容及流程标准；第七章主要介绍防止患者在机构内交叉感染的预防控制措施。

　　本书编写具有以下三个方面特点：

　　第一，机构内临床服务：本书主要定位于机构内为患者提供标准化、个性化、专业化临床服务，并不涵盖医疗机构制度建设、门诊、医技、后勤保障、家庭照料、社区康复等内容。

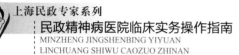

第二，实务源自实践：本书内容是长期大量临床实践经验的总结，大部分实务内容属于原创。

第三，流程忠于可操作：本书详细介绍了每项操作怎么做，做什么，职责分明，流程规范，以供同行参考。

由于受编写时间紧、地域范围有限以及一些操作流程系实践经验总结而成等因素影响，难免有不足之处，谨请同行和广大读者批评指正，以便不断完善和改进。

上海市民政第一精神卫生中心

2021 年 1 月

CONTENTS

目　录

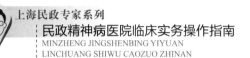

第一章　概述

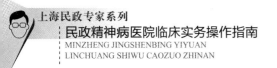

第一节　民政精神病医院的职能

　　作为社会福利体系中的一项重要内容，精神卫生服务体系的发展反映了我国社会福利理念与制度的提升。民政精神卫生福利服务作为全国精神卫生服务体系的一个重要组成部分，在不同时期担负着不同的使命。

一、民政精神病医院的职能定位

　　根据中华人民共和国民政行业标准 MZ/T056—2014，精神卫生社会福利机构是为精神障碍患者中的特困人员（指无劳动能力、无生活来源且无法定赡养、抚养、扶养义务人，或者其法定赡养、抚养、扶养义务人无赡养、抚养、扶养能力的老年人、残疾人以及未满 16 周岁的未成年人），为流浪乞讨人员、低收入人群、复员退伍军人等特殊困难群体提供集中救治、救助、护理、康复和照料等服务的社会福利机构。

二、不同时期民政精神病医院的职能

　　新中国成立后，百废待兴，因国家财力匮乏，无法向所有精神障碍患者及其家庭提供福利服务，因此采取了以救济型福利为主的精神卫生福利形式。1958 年，我国第一次全国精神卫生工作会议在南京召开，会议提出了"积极治疗、就地管理、重点收容、开放治疗"的工作方针，采取了"药物、劳动、文娱体育和教育"四结合的防治策略。明确了民政部门负责对无劳动能力、无生活来源、无抚养人和赡养人的"三无"和优抚对象中的重性精神障碍患者提供基本的生活和治疗服务。

　　自改革开放以来，我国综合国力不断提高，1995 年民政部提出《关于进一步加强民政系统精神卫生福利工作的通知》，强调精神病人福利院要坚持社会福利属性与面向社会服务相结合，进一步改革管理体制，实行医院化管理。同时，提出大力开展社区康复，将社区内普通精神障碍患者纳入服务范围，并努力推进对精神疾病的群防群治工作，推动精神卫生福利工作的全面发展。1999 年，国务院颁布《城市居民最低生活保障条例》，不仅改变了以往只有"三无"人员或特殊对象才能获得定期定量救助的状况，将更低收入群体和家庭纳入社会福利服务对象范围。由此，我国开始进入补缺型福利发展时期，民政精神卫生工作内容和范围也发生了转变。

　　进入 21 世纪后，我国社会经济发展水平不断提升，为建立适度普惠型的社会福利制度奠定了扎实的经济基础。2008 年，《中共中央、国务院关于促进残疾人事业发展的意见》和《全国精神卫生工作体系发展指导纲要（2008 年—2015 年）》相继颁布，明确了民政精神卫生工作在贫困精神疾病患者医疗救治、"三无人员"中精神疾病患者的救治以及服役期间患精神疾病的复员退伍军人的救治工作中不可或缺的地位。2012 年，国家发展和改革委、卫生部、财政部、人社部、民政部、保险监督管理委员会等六部委《关于开展城乡居民大病保险工作的指导意见》发布，明确针对城镇居民医保、新农合参保（合）人大病负担重的情况，建立大病保险制度，减轻城乡居民的大病负担，重性精神疾病明确被纳入大病保障范围。党的十八大之后，各省市积极推动此项工作的试点工作，这一举措最大限度减轻和减免重性精神疾病患者以及家庭的就医负担，解决了重性精神疾病患者以及家庭避免因病致贫、因病返贫的迫切需求，充分体现了政府的托底功能。2013 年，民政部印发《关于加快民政精神卫生福利服务发展的意见》，提出建立健全适度普惠型残疾人福利制度，进一步明确民政精神卫生福利服务的职责内涵，是面向复员退伍军人、城镇"三无"、农村五保、贫困人员等特殊困难精神障碍患者开展的救治、救助、康复、护理和照料等服务。在满足特殊困难群体服务需求的基础上，积极拓展功能，面向社

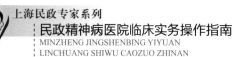
会提供精神卫生服务。2015 年,《全国精神卫生工作规划（2015—2020 年）》颁布实施,要求精神卫生社会福利机构积极开展复员退伍军人、流浪乞讨人员、"三无"人员中精神障碍患者救治救助,逐步开展常见精神障碍防治,积极开展心理健康促进工作。这一变化,意味着社会公共福利及服务外沿的不断扩大,福利服务的内涵进一步丰富,也进一步明确了民政精神卫生工作在国家精神卫生事业发展中的重要地位和作用。

三、新时代赋予民政精神病医院新的服务职能

进入新时代,随着我国政府在社会福利提供和福利服务制度的不断完善发展以及一系列精神卫生政策的推行,民政精神病医院专业人才队伍建设、专业服务提供等方面发生了很大变化,逐步完成了由救济收养型服务到普惠保障型精神卫生专业服务的发展演变历程,各地民政精神病医院已从原来的疗养院、康复院发展为提供精神卫生临床专业服务的民政精神卫生医疗机构。

1. 提升托底职能

健康中国行动（2019—2030 年）,明确提出加强心理健康促进,有助于促进社会稳定和人际关系和谐、提升公众幸福感。2019 年 12 月 28 日至 29 日,全国民政工作会议在北京召开,会议强调把民政工作放到全面建成小康社会、实现"两个一百年"奋斗目标的高度来审视,不断完善社会救助制度,提升基层治理体系和治理能力建设,具体职能是:(1)对特困人员确保应养尽养;(2)对生活困难残疾人和重度残疾人,做到应补尽补。而慢性精神障碍患者是特困人员和重度残疾人中的特殊群体,更需要得到普惠保障型精神卫生专业服务。

2. 拥军保障职能

2011 年民政部《优抚医院管理办法》明确,一些民政精神病医院还兼有优抚医院的职能,按照全心全意为优抚对象服务的办院宗旨,为在院优抚对象提供良好的医疗服务和生活保障,承担特殊的社会保障任务,坚守社会主义精神文明建设的窗口阵地。

3. 加强服务职能

截至 2018 年底，全国民政部门管理的精神疾病服务机构（社会福利医院）共 145 家，床位 6.3 万张，居住在机构内的精神障碍患者又以慢性精神障碍和精神发育迟滞患者为主，由于受到个体疾病原因、家庭因素、社会因素等各方面影响，需要长期住在服务机构内。经过近 60 余年的奋斗，民政精神病医院逐步从承担收容流浪乞讨的精神病人、维护社会治安的任务转化到开展规范化诊断治疗的医院化管理，和逐渐摸索出一套适合民政系统精神障碍患者特点的宝贵临床经验，不断提升服务质量，形成具有民政特色的管理方法，使就住在机构内的精神障碍患者获得幸福感。

出版本书的目的是系统梳理民政精神病医院如何为患者提供医疗、护理、康复、社工、感染控制等专业化、标准化临床服务，使患者在机构内得到更好服务，提高生活质量，让每一位精神障碍患者生活得更有尊严，体现中国特色社会主义制度的优越性和民政精神病医院的新时代服务职能。

（高　慧）

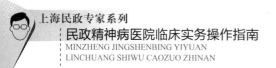

第二节 民政精神病医院服务对象

一、民政精神病医院收治对象特点

在前一节中已明确指出，民政精神病医院的主要服务对象为精神障碍患者中的特困人员、流浪乞讨人员、低收入人群、复员退伍军人等，在此基础上积极拓展功能，面向社会提供精神卫生服务。民政精神病医院收治住院的患者主要存在以下特点。

1. 慢性病人居多

民政精神病医院住院的患者绝大部分为慢性病人，精神障碍的病程较长。上海一家民政精神病医院的一项研究提示住院精神分裂症慢性期患者的平均病程为 28.69 年[1]；而上海另一家卫生系统的精神病院的研究则显示，住院精神分裂症的平均总病程为 1.7 年[2]。绝大部分在民政精神病医院住院的精神障碍患者处于疾病的慢性期，社会功能明显减退，部分患者出现精神衰退，对于这部分病人来说，心理治疗、康复训练尤为重要[3]。

2. 住院时间偏长

与卫生系统的精神病医院相比，民政系统隶属的精神病医院患者住院时间普遍偏长。2019 年，广州市民政局精神病院的一项研究显示，该院精神分裂症的平均住院时间为 8.98 年[4]；同年，隶属于卫生系统的广州市惠爱医院的一项研究则反映，该院精神分裂症的平均住院日仅为

---

① 盛嘉玲，顾燕，沈怡等.心理剧对慢性精神分裂症患者阴性症状的疗效观察[J].中国健康心理学杂志，2018，26（03）：333—336.

② 吴荣琴，宋立升，赵亮等.精神分裂症与强迫症错误监控功能改变的比较研究[J].临床精神医学杂志，2019，29（03）：183—185.

③ 沈渔邨.精神病学.第五版[M].北京：人民卫生出版社，2009：516—517.

④ 谢穗峰，赵延宇，付美华.长期住院精神分裂症患者社会功能缺陷调查及危险因素分析[J].中国实用医药，2019，14（31）：19—21.

47 天 ①。有些民政精神病医院的住院患者自建院时入住后一直未出院。长期住院的精神疾病患者几乎没有社会接触，同时日常衣食住行都依赖旁人管理的疗养生活使患者无事可做，无责任可负，社会功能出现不同程度的减退。社会功能损害主要表现为兴趣下降、缺乏责任心及计划性、生活技能退化等。研究表明，长期住院的精神分裂症患者社会功能缺陷率可达 83%，且与患者病程、住院时间、病情严重程度等密切相关。

3. 年龄相对偏大

有研究显示，在民政精神病医院住院的患者平均年龄为 54.49 岁 ②，而在卫生系统精神病医院住院的患者平均年龄为 36.34 岁 ③，二者之间存在明显差距。民政精神病医院的患者平均年龄偏大，相关的护理风险明显加大，骨折等意外事件更易发生；另外，随着年龄的增大对精神科药物的耐受性降低，更易出现药物不良反应。

4. 合并躯体疾病多

在民政精神病医院住院的患者存在住院时间长、年龄偏大等情况，许多患者同时合并有躯体疾患。有研究显示，在住院的精神分裂症慢性期患者中，20.2% 存在高血压、15.4% 合并糖尿病、17.4% 存在高脂血症、17.3% 存在锥体外系反应、15.4% 存在窦性心动过速 ④，有的与患者年龄逐渐增大有关，有的则与使用精神科药物有关。合并躯体疾病后，患者的精神症状会在原有的基础上波动或加重，给临床治疗护理增加难度。

5. 康复病人出院难

民政精神病医院患者长期住院，"压床"明显。部分长期住院的精

① 雷超彬. 住院精神分裂症患者抗精神病药联合治疗的现况调查及其影响因素的研究［D］. 广州医科大学，2017.

② 盛嘉玲，高慧，刘群等. 上海市民政系统精神病院住院患者精神药物处方模式现况调查［J］. 临床精神医学杂志，2013，23（05）：292—294.

③ 冯霞. 氟哌啶醇与奥氮平治疗精神分裂症的疗效及安全性［J］. 中国处方药，2017，15（03）：83 84.

④ 叶芬，郭月平，吴莉等. 长期住院慢性精神分裂症患者的合并躯体疾病及临床用药情况［J］. 中国当代医药，2019，26（05）：50—53.

神障碍患者精神症状有了很大改善，处于恢复期，甚至有人已达到临床痊愈，但是对于"四无"人员①（无依无靠，无家可回，无生活来源，无法出院）来说却出不了院，还需要继续在机构内生活。因此对住院生活有了较高层次的要求，这部分患者适合全开放的管理模式，如在模拟生活区康复（在后面章节中重点讲述）。

二、民政精神病医院疾病主要分布特点

2009年，一项关于昆明市精神病院收治三无对象特点的研究显示②，服务对象主要为精神分裂症（78%），其次为精神发育迟滞、心境障碍、应激障碍等（22%）。2011年，宁波市精神病院的一项调查显示，住院的精神分裂症慢性期患者占所有调查病例的85%③。2016年，一项针对上海市民政系统精神病院住院患者的研究表明④，住院的精神障碍患者前三位为：精神分裂症、精神发育迟滞、器质性精神障碍（见表1），处于慢性期（住院>2年）的占93.5%。

表1.1　2016年上海市民政系统精神病院住院患者疾病分别（$n = 1707$ 例）

疾　病　名　称	例数（例）	比例
精神分裂症	1350	79.1%
精神发育迟滞	223	13.1%
器质性精神障碍	71	4.2%

① 杨彬，赵远琼，党分等.民政系统精神病院长期住院精神病患者心理冲突调查［J］.当代护士（上旬刊），2017（11）：100—101.
② 白影梅，苏明兵，彭国才等.我院近五年收治三无精神病患者分析［J］.中国民康医学，2009，21（22）：2898.
③ 胡恒章.民政精神病院住院老年患者状况调查［C］.浙江省医学会耳鼻喉咽喉科学分会.2011年浙江省医学会精神病学分会学术年会暨浙江省医师协会精神科医师分会第四届年会论文汇编.浙江省医学会耳鼻喉咽喉科学分会：浙江省科学技术协会，2011：184—185.
④ 杨玉清，盛嘉玲，陈俊.上海市民政系统精神病院住院的精神疾病患者共病躯体疾病分析［J］.临床精神医学杂志，2016，26（01）：4—7.

（续表）

疾 病 名 称	例数（例）	比例
精神活性物质或非成瘾性物质所致精神障碍	40	2.3%
人格障碍	12	0.7%
情感性精神障碍	7	0.4%
心理因素相关生理障碍	1	0.1%
其他	3	0.2%

根据疾病分布情况，下面重点介绍位于前三位的疾病。

（一）精神分裂症

精神分裂症（Schizophrenia）是一组病因未明的重性精神障碍，具有认知、思维、情感、行为等多方面精神活动的显著异常，并导致明显的职业和社会功能损害。2013 年，美国精神病学学会出版的《精神障碍诊断与统计手册》第五版（DSM-5）中，首次将精神分裂症等疾病以谱系障碍进行分类，称为精神障碍谱系及其他精神病性障碍，包括分裂型障碍、妄想障碍、短暂精神病性障碍、精神分裂症样障碍、精神分裂症、分裂情感性障碍、物质 / 药物所致的精神病性障碍、由于其他疾病所致的精神病性障碍、紧张症等。慢性精神分裂症（Chronic Schizophrenia），至今缺乏明确的定义，应结合病期与临床表现加以考虑。一般认为，病程达两年以上，以思维内容贫乏、情感淡漠、意志缺乏、行为退缩等阴性症状为主，出现精神衰退的病例，可认定为慢性精神分裂症[1][2]，为了统一诊断名称，本书中主要以"精神分裂症慢性期"进行表述。大多数精神分裂症患者初次发病的年龄在青春期至 30 岁，

---

[1] 胡恒章.民政精神病院住院老年患者状况调查［C］.浙江省医学会耳鼻喉咽喉科学分会.2011 年浙江省医学会精神病学分会学术年会暨浙江省医师协会精神科医师分会第四届年会论文汇编.浙江省医学会耳鼻喉咽喉科学分会：浙江省科学技术协会，2011：184—185.

[2] 陆林，沈渔邨.精神病学.第 6 版［M］.北京：人民卫生出版社，2018：229—738.

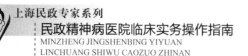
起病多隐袭，急性起病者较少，精神分裂症的临床表现错综复杂，除意识障碍、智能障碍不常见外，可出现各种精神症状。

1. **精神分裂症的临床表现**

布鲁勒（Bleuler）提出本病重要的临床特点是人格的改变，其症状分为原发症状和继发症状，原发症状具有重要的诊断价值，而继发性症状虽然可见，但不是本病的主要特征。布鲁勒所指的原发症状即"4A"症状，包括联想障碍、情感淡漠、意志缺乏及内向性。施耐德（Schneider）将精神分裂症的特征性症状称为一级症状，但这些症状并不是精神分裂症独有的症状，许多情感性精神障碍或器质性精神障碍也可存在。近年来，有些学者将精神分裂症患者的临床表现分为以下5个症状群（5维症状）：阳性症状、阴性症状、认知症状、攻击敌意、焦虑抑郁。

2. **精神分裂症慢性期的临床表现特点**

精神分裂症慢性期病人随着病程的进展，幻觉妄想等阳性症状日益减少，而精神衰退现象变得愈来愈明显。病人与现实脱离退缩，出现怪异行为，如收集废物、自言自语、丧失个人卫生习惯，常蓬头垢面；情感淡漠或不协调，说话离题、含糊，或赘述，或词汇短缺，言谈无内容，基本生活不能自理，一般需要长期监护。有些精神分裂症起病缓慢，早期即有慢性期的临床表现，病程进展缓慢，经任何治疗，临床症状也不能完全缓解。这种病人在疾病早期，就和精神症状同时出现社会功能缺损和不同程度的精神残疾。精神残疾是指精神病患者病情持续1年以上未痊愈，从而影响其社交能力并在家庭、社会应尽职能上出现不同程度的紊乱和障碍。精神分裂症是精神残疾最常见的病种，约占精神残疾总数的70%。

（二）精神发育迟滞

精神发育迟滞（Mental Retardation），是指个体在发育阶段（通常指18岁以前）精神发育迟滞或受阻。临床上表现为认知语言、情感、意志和社会化等方面的缺陷、不足，在成熟和功能水平上显著落后于同龄人。病因主要有遗传因素、围产期有害因素、出生后不良因素。

世界卫生组织出版的 ICD-10 称为精神发育迟滞，美国发布的 DSM-5
精神障碍诊断分类与标准中出现的术语为智力发育障碍（Intellectual
Developmental Disorder）[①]。

　　精神发育迟滞主要表现为不同程度的智力低下和社会适应困难[②]，
世界卫生组织（WHO）根据智商将精神发育迟滞分为以下四个等级：
（1）轻度。智商在 50—69 之间，成年后可达到 9—12 岁的心理年龄，
幼儿期即可表现出智能发育较同龄儿童迟缓，小学以后表现为学习困
难。能进行日常的语言交流，但是对语言的理解和使用能力差。通过
职业训练能从事简单非技术性工作，有谋生和家务劳动能力。（2）中
度。智商在 35—49 之间，成年以后可达到 6—9 岁的心理年龄，从幼年
开始，患者智力和运动发育都较正常儿童明显迟缓，不能适应普通小学
的就读。能够完成简单劳动，但效率低、质量差。通过相应的指导和帮
助，可学会自理简单生活。（3）重度。智商在 20—34 之间，成年以后
可达到 3—6 岁的心理年龄，患者出生后即表现出明显的发育延迟，经
过训练只能学会简单语句，但不能进行有效语言交流，不能学习，不会
计数，不会劳动，生活常需他人照料，无社会行为的能力。可伴随运动
功能损害或脑部损害。（4）极重度。智力在 20 以下，成年以后可达到
3 岁以下的心理年龄，完全没有语言能力，不会躲避危险，不认识亲人
及周围环境，以原始性的情绪表达需求。生活不能自理，尿便失禁。常
合并严重脑部损害、躯体畸形。

　　部分精神发育迟滞患者可共患其他精神障碍，常见是注意缺陷多动
障碍，其他如重性抑郁、双相障碍、焦虑障碍、孤独症谱系障碍等。此
外，精神发育迟滞患者也可伴有幻觉、妄想等精神病性症状，情感易激
惹，出现攻击行为和破坏行为，或刻板行为、强迫行为和自伤行为等症
状。有的患者同时存在一些躯体疾病的症状和体征，80%—90% 患者可

① 陆林，沈渔邨.精神病学.第 6 版［M］.北京：人民卫生出版社，2018：229—
738.
② 王珺，王立文.1329 例精神发育迟滞/迟缓患儿临床分析与病因研究［J］.临
床儿科杂志，2010，28（05）：450—454.

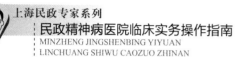
伴有癫痫发作。许多精神发育迟滞患者给家庭造成沉重的负担，其父母年迈或者去世后无法继续照顾，继而进入民政精神病医院住院康复治疗；部分患者从小就遭到遗弃，而进入儿童福利院，成年后转入民政精神病院。成年后的精神发育迟滞病人，自我保护能力差，个人生活需要专人督促料理；患者智能低下，院内感染控制难度增加，易出现交叉感染；根据患者特点，可给予各类日常生活能力康复训练及言语障碍类训练。

（三）器质性精神障碍

器质性精神障碍（Organic Mental Disorders）是指由于脑部疾病或躯体疾病引起的精神障碍。前者常称之为脑器质性精神障碍，包括脑变性疾病、脑血管病、颅内感染、脑外伤、脑肿瘤、癫痫等所致精神障碍。躯体疾病所致精神障碍是由脑以外的躯体疾病引起的，如躯体感染、内脏器官疾病、内分泌障碍等。但是，脑器质性精神障碍与躯体疾病所致精神障碍往往不能截然分开①。器质性精神障碍的临床表现主要包括：谵妄、痴呆、遗忘综合征、人格改变、幻觉妄想、抑郁焦虑情绪、行为问题、睡眠障碍等。长期在民政精神病院住院的器质性精神障碍患者往往主要表现为痴呆与人格改变。

1. 痴呆

痴呆（Dementia）是指较严重的、持续的认知障碍。临床上以缓慢出现的智能减退为主要特征，伴有不同程度的人格改变，但无意识障碍。因起病缓慢，病程较长，故又称为慢性脑综合征。在DSM-Ⅳ中在"谵妄、痴呆、及遗忘和其他认知障碍"章节中进行描述，DSM-5中演变成"神经认知障碍"。智能检查有助于确定是否存在意识障碍及全面或局部的认知功能不全[13]。简易精神状态检查（Mini Mental State Examination，MMSE）对认知功能损害的评定非常有效，且简便易行。

---

① 刘盼. 器质性精神障碍患者的临床护理对策［J］. 世界最新医学信息文摘，2018，18（71）：295，297.

常见的痴呆包括阿尔茨海默病、血管性痴呆等。（1）阿尔茨海默病（AD）：是一种起病隐袭、进行性发展的慢性神经退行性疾病，临床上以记忆障碍、失语、失用、失认、执行功能异常等认知功能障碍为特征，同时伴有精神行为异常和社会功能减退。（2）血管性痴呆（VD）：是由脑血管病危险因素（如高血压、糖尿病、高血脂等）、明显的脑血管病（如脑梗塞、脑出血等）和（或）不明显的脑血管病（白质疏松、慢性脑缺血等）引起的不同程度认知功能障碍综合征。VD 认知功能受损主要表现为注意、执行、语言、视空间能力、记忆和学习等方面的受损。脑影像学检查和 Hachinski 缺血指数评分有助于 VD 和 AD 的初步鉴别。Hachinski 缺血评分总分为 18 分，≥ 7 分很可能为血管性痴呆；≤ 4 分很可能为非血管性痴呆；5—6 分很可能为混合性痴呆。痴呆患者除了认知功能损害之外，还常常表现出思维活动、情感表达以及行为举止方面的精神行为异常，呈现症状群特征，如精神病性症状（幻觉、妄想）、额叶释放症状（脱抑制、游荡、激越、灾难性反应）、情感症状（抑郁心境、情感淡漠、焦虑）等。

2. 人格改变

人格改变（personality change）是指成人的行为模式和人际关系显著而持久地发性改变，至少持续两个月，可由于强烈或持久的应激因素所引起，也可继发于严重的精神或躯体疾病，而患者以往无人格障碍。癫痫、中枢神经系统变性疾病、脑外伤、脑肿瘤以及脑血管疾病等是导致脑器质性人格改变的主要原因。躯体疾病引发人格改变相对较少见，一些慢性迁延难愈的躯体疾病（如性传播疾病）可能导致患者人格特征发生变化。人格改变不同于人格障碍，人格障碍是指早年开始，于童年或少年起病，人格的一些方面过于突出或显著增强，导致牢固和持久的适应不良，对本人带来痛苦或贻害周围。人格改变是指一个人原来的性格正常，由于疾病或境遇的影响而发生了改变，随着疾病的痊愈和境遇的好转，这种改变的人格大多可以恢复正常。

器质性人格改变表现形式有：对个人卫生和周围事件关心度发生显著变化；出现偷窃、攻击他人等反社会行为或性放纵；情绪波动，哭笑

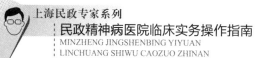

无常，偶尔表现过分热情且不得体，无法引起他人共鸣，是一种愚蠢、幼稚的欣快感。还有的则表现为原有个性特征的进一步突出化，如变得更加多疑、自私、焦虑烦躁，或强迫意念与行为加重等。

在民政精神病院住院患者出现器质性人格改变时，主要的医疗措施是针对病因治疗，医务社工的介入也至关重要。综上所述，根据民政精神病医院服务对象的特点，本书重点围绕慢性精神障碍相关的医疗、护理、康复、社工、院感等方面的实务操作进行编撰。

（陆如平）

第二章　慢性精神障碍患者管理模式

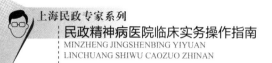
慢性精神障碍最大的问题就是功能的衰退，本内特（Bennett）提出："精神康复是指一个帮助精神残疾者的过程，即促使最大限度地使用其保留的能力，以便尽可能正常地起作用"，"而专业人员的目标是：维持长时间症状改善，建立或再建立人际关系与独立生活技能，以及帮助个体对象达到满意的生活质量。"① 如医院从全封闭管理逐渐走向半开放管理道路，对不能重返社会而达到临床痊愈的患者开辟了全开放管理环境，最大限度地保留和恢复他们的功能。另外根据患者的特点分别开展了病区功能定位康复和分类康复模式② 研究，达到精细化管理的效果。

第一节　全开放管理模式

建院初期部分"三无"患者在得到有效的药物治疗后，精神症状得到控制，社会功能逐渐恢复，但他们没有出路，不能出院回归社会。1986年，丁关元教授创建了模拟社会生活区，并获得民政部科技进步三等奖③。这一管理模式主要内容是，给病人创造一个家庭化、社区

---

① 赵靖平，施慎逊主编．中国精神分裂症防治指南（第二版）[M]，北京：中华医学电子音像出版社，2015.4：172—175.

② 盛嘉玲，孙忠，顾燕君等．医院内分类康复对慢性精神分裂症患者疗效对照研究 [J]．中华精神科杂志，2005，35（4）：65.

③ 丁关元，盛嘉玲，朱岚等．慢性精神分裂症患者模拟社会生活的效果分析 [J]．中国临床康复，2006，10（22）：21—23.

化的环境，在院区内实行全开放管理，病人可以自由地出入模拟生活区，无专人看管①②。

一、对象

病情稳定，达到临床痊愈水平，并符合下列情况之一者：（1）不能回归社会者；（2）出院前准备。

二、全开放模式

具体内容见图 2.1。

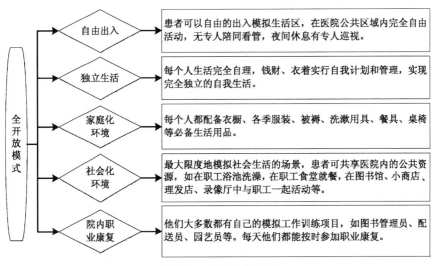

图 2.1　全开放模式图

三、全开放患者的评估监管方式

由于是全开放管理必定存有更大的风险，如患者病情复发，随时都可能发生出走、冲动、自伤或他伤等危险，故建立严谨的全开放管理

① 吴民吉，吴树跃，黄玉琴等 . 精神分裂症患者院内全开放管理及其疗效的 1 年随访［J］. 中国健康心理学杂志，2005，13（5）：340—341.
② 杨东荣，黄雄 . 慢性精神分裂症院内康复疗效观察［J］. 健康心理学，1996，4（1）：61—62.

的制度尤为重要，具体做法是：由医务科牵头成立风险评估小组（由医师、护士、社工等人员组成），负责入住前、中期（每季度）风险评估。由专职社工负责患者日间的各类康复活动的设计与实施，包括日常生活技能自我管理训练，社交活动训练，职业功能的训练等，在活动的同时也完成对患者日间的监管。由病区医师每日早查房一次，护士夜间每2—3小时巡视一次，负责对患者日常病情的观察。具体操作见图2.2。

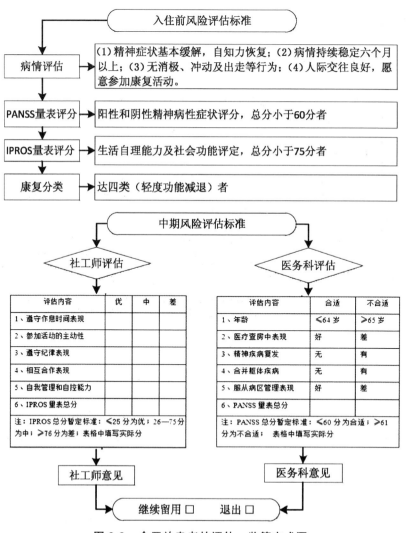

图2.2 全开放患者的评估、监管方式图

四、患者周转程序

全开放患者实行流动管理，即有进有出的机制，一方面可激发更多的患者朝着这个方向努力，另一方面也可促进开放患者的积极性，不要被淘汰。整个周转程序见图 2.3。

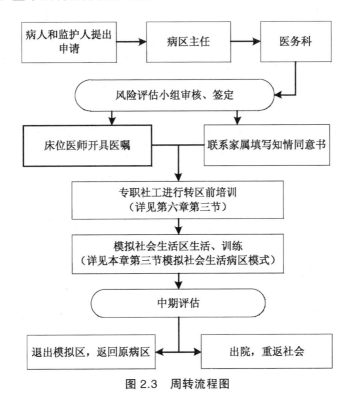

图 2.3　周转流程图

（盛嘉玲）

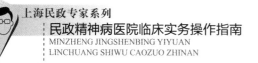
第二节　半开放管理模式

半开放管理模式是相对于全开放管理模式而言，也是机构内大部分精神障碍患者生活的模式①。由于精神疾病的特殊性，在精神症状的支配下，他们可能会对自身或他人造成伤害；或由于衰退症状导致他们不能独立外出，生活需要他人协助等原因，完全开放的管理存在很多安全隐患。而关锁式（或全封闭）生活只能加重精神症状，使原有的社会功能逐渐丧失，没有尊严的生活是精神卫生法所不允许的。比如有一名精神障碍患者因为暴力行为，严重扰乱周边治安而被家人用锁链捆绑了二十余年，送入我院时不会说话，只会吼叫；不会用碗筷，只会用手抓或用嘴啃；不会穿脱衣服；随地大小便，几乎丧失所有社会功能。进院后首先解除了捆绑，在半开放的环境中生活，目前他已经有了简单的语言功能，见人就打招呼，个人自理能力得到很大提高，与周围病友能够和睦相处。

半开放管理即有限制性的开放，开放时患者的自由度增加，活动范围扩大，与周围环境接触的机会增多，深受到大部分患者的喜爱。他们是白天在工作人员的带领下走出病区，在医院内活动场所参加各种康复活动，活动结束回病区内休息。但开放管理就意味着意外风险增加，故医院形成了一套严谨的管理方法。

一、对象

经评估目前不符合全开放管理的所有精神障碍患者，不分病种，包括年龄 ≥ 65 岁合并较多躯体疾病者等。

二、半开放模式

具体内容见图 2.4。

---

① 段金莲，张彦，裴秀英. 精神病房管理模式及康复对策的探讨［J］. 国际中华心身医学杂志，1999，1（3）：188.

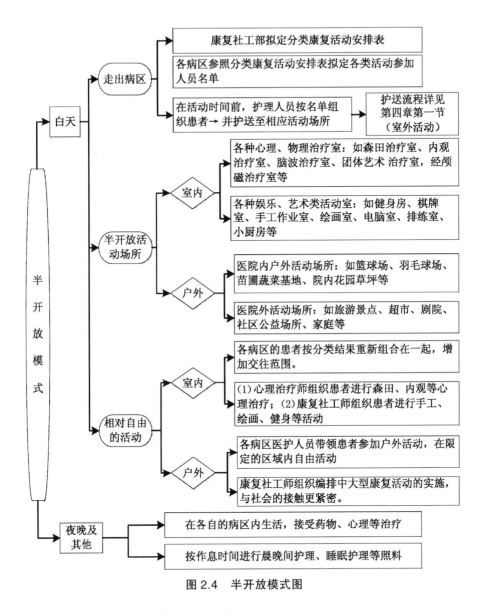

图 2.4　半开放模式图

三、半开放患者的评估监管方式

每年年末，由临床医师根据患者的病情严重程度、残疾等级和社会功能对长期住院的精神障碍患者（新入院患者入院时评）进行分类康复评估（详见第三章第四节常用分类康复评估方法），划分出四个类别。

由康复社工部制定适合各类患者的康复活动计划和月安排表，下发到各病区。各病区根据月活动安排表，每日组织患者参加。当日患者能否参加外出活动，由临床医师和护士检查评估后方能决定。

在走出病区活动途中，为防发生患者出走、跌倒等意外风险发生，护理有配套的管理制度和操作流程，如室外活动操作流程（详见第四章第一节室外活动操作流程）、出走和跌倒患者的防范及应急处置流程（详见第四章第四节风险的防范及应急处置流程），确保在接送患者途中不发生安全隐患。在各项康复活动中，康复社工师严格遵守各项操作流程，保证个体康复、群体康复、大型团体康复等活动的顺利进行，并确保患者的安全（详见第五章各节内容）。具体操作内容见图2.5。

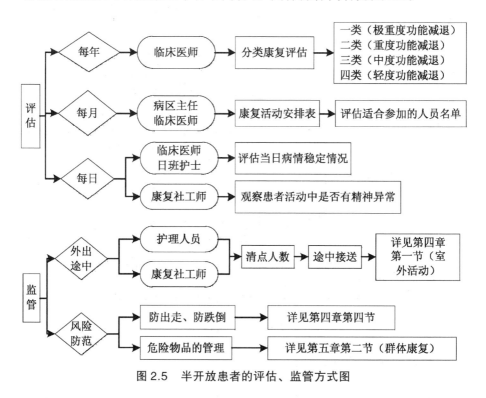

图2.5　半开放患者的评估、监管方式图

四、半开放患者的周转程序

由于居住在民政精神病医院的患者大部分病程相对较长，精神症状趋于平稳，但由于种种原因出不了院，故社会功能出现了不同程度的减退。为了激励患者参加康复训练的热情，增加自信心，我们也制定了半开放患者的周转机制，鼓励患者多参加康复训练，不断提升社会功能，向更高的层次发展，比如进入模拟社会生活区，实现全开放的生活目标；鼓励分类级别低的患者向高一级类别提升，有机会参加走出医院大门，去接触更广泛的社会实践活动，不断提升患者在医院内的生活质量和幸福感。具体周转程序见图2.6。

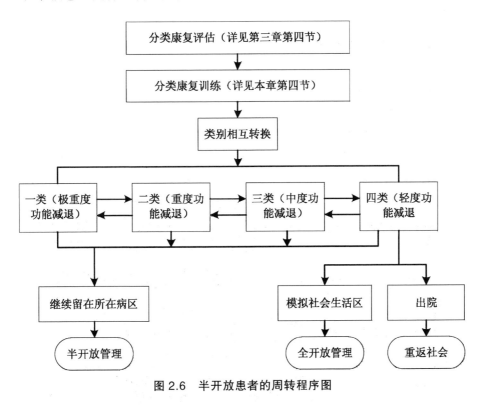

图 2.6 半开放患者的周转程序图

（盛嘉玲）

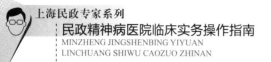
第三节　病区功能康复定位模式

实践证明病区功能定位模式更符合患者的实际情况[①]，使同病种、同功能的患者居住在一起，更便于开展个体和群体康复，如将老年期、智力残疾、急性期、慢性期和恢复期等不同病情的患者分开集中管理，更有利于其功能的恢复。

一、老年病区康复模式

1. 对象

60 岁以上、病程 5 年以上、社会功能受损、劳动力丧失或伴有不同程度的躯体疾病的精神病患者，或有认知和记忆功能障碍的老年期痴呆患者等。

2. 康复内容和措施

老年病区大多数患者年老体弱、需要得到照料者，包括生活照料和认知能力等方面的训练为主，具体操作内容见图 2.7。

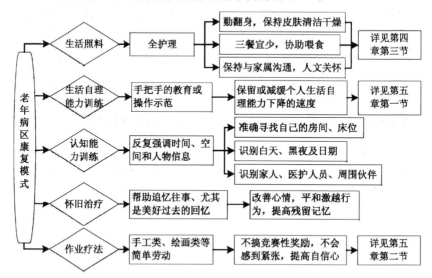

图 2.7　老年病区康复模式图

---

① 杨东荣，黄雄．慢性精神分裂症院内康复疗效观察［J］．健康心理学，1996，4（1）：61—62.

二、智残病区康复模式

1. 对象

以精神发育迟滞为主，伴有不同程度的肢体残疾者。根据智商高低分为轻度（IQ50—69）、中度（IQ35—49）、重度（IQ20—34）、极重度（IQ20以下）。

2. 康复内容和措施

智残病区患者在生活、学习和工作等方面均有不同程度的能力低下，因此，对其教育和训练可从智力、躯体和个性特点、爱好等方面着手。以加强不良行为的管理和各种能力的训练为主，具体操作内容见图2.8。

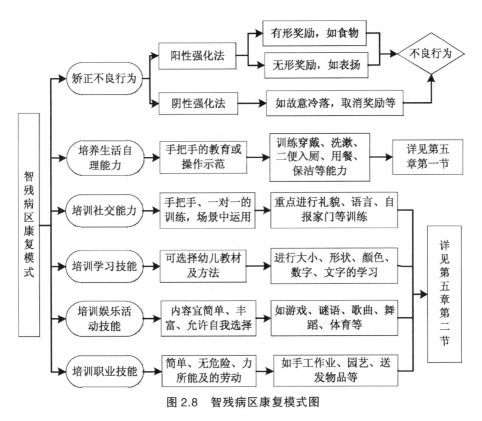

图2.8 智残病区康复模式图

三、治疗病区康复模式

1. 对象

新入院精神障碍患者，具有某些阳性和阴性精神症状，无自知力，社会功能和现实检验能力不同程度受损，大部分患者曾有反复发作、多次住院史。

2. 康复内容和措施

治疗病区患者治疗重点是以药物治疗为主，尽快控制病情波动，缓解精神症状；病情稳定后结合心理和康复治疗，帮助其促进社会功能的恢复和预防复发。具体操作内容见图2.9。

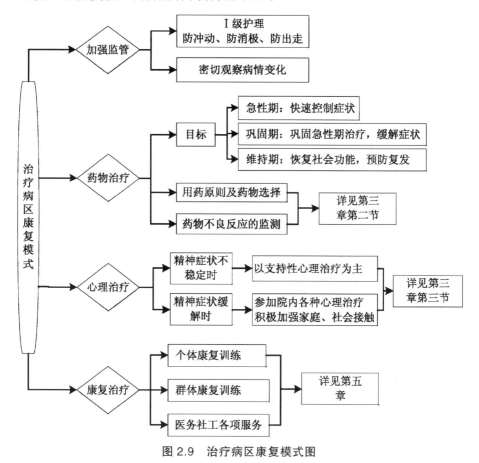

图 2.9　治疗病区康复模式图

四、康复病区康复模式

1. 对象

（1）以精神衰退为主要表现，其中以精神分裂症的慢性期最常见。表现为思维贫乏、情感淡漠、意志活动低下或缺乏，成为丧失劳动能力的精神障碍患者。（2）精神病性症状显著好转，残留个别阳性和阴性症状，病情相对保持稳定，社会功能和现实检验能力部分恢复的患者。

2. 康复内容和措施

重点是以各种生活自理和社会功能恢复的康复训练为主，药物治疗为辅。康复训练包括日常生活自理能力、社交能力、体娱技能和各种作业技能训练等项目。具体操作内容见图 2.10。

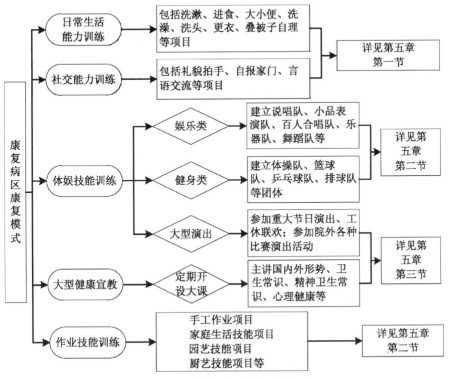

图 2.10　康复病区康复模式图

五、模拟社会生活病区康复模式

1. 对象

多年来精神病阳性症状基本消失，自知力基本恢复，具有较好的社会功能和现实检验能力，善于接触和正常交谈，具有独立的生活能力。

2. 康复内容和措施

在模拟社会生活环境里居住，培养他们生活起居完全自己安排，如四季衣着被服的替换清洁，个人钱财、饭票的自我保管和使用。白天进行各种职业性劳动训练，并最终能够独立完成各种职业康复项目，如图书管理员、配送员、园艺员等。并与康复病区的患者参加各种体娱技能训练和演出（参见康复病区康复模式），参加义工队志愿活动等。具体操作内容见图2.11。

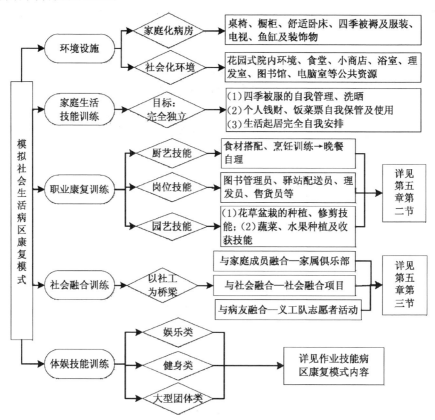

图 2.11　模拟社会生活病区康复模式图

（盛嘉玲）

第四节　分类康复模式

分类康复是根据每个病人的特点进行特殊训练，使他们最大限度的发挥自己残存的社会功能 [1]。在病区功能定位的基础上，按病人病情严重程度、残疾等级、自理能力分为四个类别，分别为一类（极重度功能减退）、二类（重度功能减退）、三类（中度功能减退）和四类（轻度功能减退），其中一类最重，大多为重度精神残疾、重度智能低下，生活完全不能自理的病人，四类最轻，他们大多为恢复期病人，病情稳定，自知力部分恢复，保留部分社会功能。然后根据他们各自存在的问题制定相应的训练项目，由专人进行训练。具体分类康复模式如下。

一、一类患者康复模式

1. 对象

（1）精神分裂症的衰退期；（2）极重度或重度精神发育迟滞；（3）老年期痴呆，生活不能自理者；（4）病情复发或卧床者等。

2. 存在的问题

肢体残疾或卧床不起、个人生活完全不能自理、体质差躯体合并症多、学习能力低下并且训练困难等。

3. 配套康复措施

提供全护理服务、肢体被动康复训练、言语训练等。具体模式内容见图 2.12。

二、二类患者康复模式

1. 对象

（1）精神分裂症的慢性期；（2）中度精神发育迟滞；（3）老年期痴

---

① 谭柏坚，叶飞英，叶百维等. 慢性精神分裂症患者院内分类康复研究［J］. 临床研究，2009，16（16）：53—54.

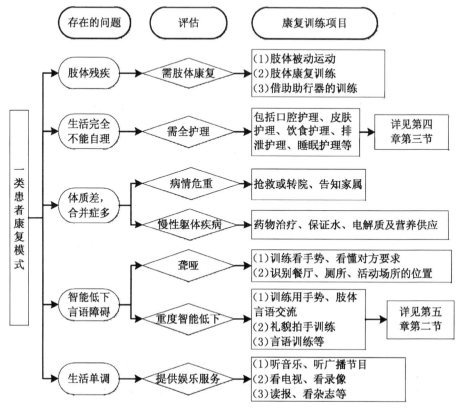

图 2.12　一类患者康复模式图

呆，生活部分能自理者；（4）新入院精神病患者等。

2. 存在的问题

生活部分能自理、懒散不愿活动、坐不住乱跑、不良行为、有语言功能但表达不清等。

3. 配套康复措施

督促或训练自理能力、始动性训练、言语训练、不良行为的训练等。具体模式内容见图 2.13。

三、三类患者康复模式

1. 对象

（1）精神分裂症的慢性期；（2）轻度精神发育迟滞；（3）癫痫性精

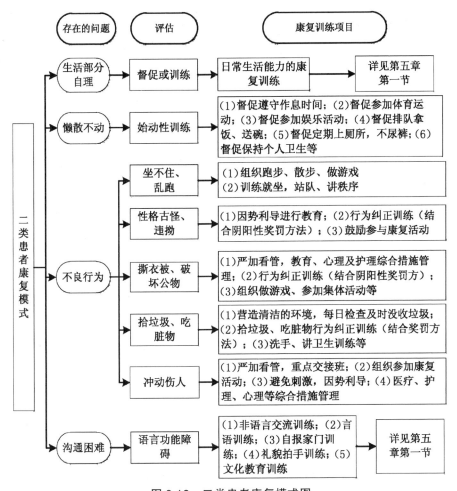

图 2.13　二类患者康复模式图

神障碍；（4）心境障碍等。

2. 存在的问题

生活自理能力质量不高、兴趣下降、生活单调体能下降、社交能力差等。

3. 配套康复措施

个人卫生自理训练、生活技能训练、娱乐健身类训练、社交能力训练等。具体模式内容见图 2.14。

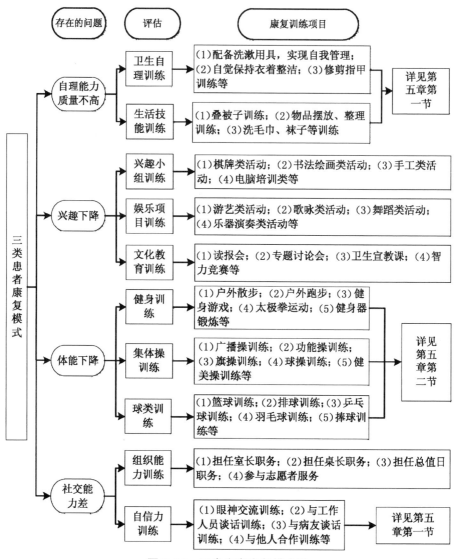

图 2.14　三类患者康复模式图

四、四类患者康复模式

1. 对象

（1）精神分裂症稳定期；（2）精神活性物质所致精神障碍；（3）心境障碍；（4）人格障碍、边缘智力等。

2．存在的问题

独立生活能力欠缺、人际交往能力不高、希望丰富文化生活及提高知识面、要求劳动技能的培训等。

3．配套康复措施

生活技能或模拟社会生活训练、社交能力训练、院内职业康复训练、社会融合训练等。具体模式内容见图 2.15。

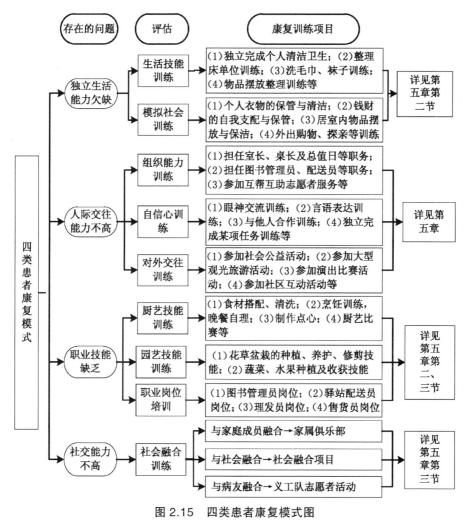

图 2.15　四类患者康复模式图

（盛嘉玲）

第三章 慢性精神障碍患者的诊疗与评估

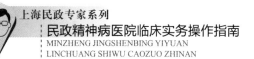
精神障碍的诊疗与评估，主要涵盖的内容包括精神障碍的诊断、治疗，以及评估等。作出准确的精神科诊断需要进行详细的体格检查、精神检查，同时需要有针对性的辅助检查资料。本章主要从慢性精神障碍患者的精神检查技巧方面进行阐述。精神科治疗主要包括药物治疗、康复心理治疗、物理治疗等，其中常见的物理治疗主要有无抽搐电休克治疗（MECT）、经颅磁刺激治疗（rTMS）、深部脑刺激术（DSB）、计算机认知矫正治疗（CCRT）等[1]，本章重点讲述慢性精神障碍患者的药物治疗及心理治疗方法，有关物理治疗方法可参考相关书籍，在此就不再赘述。另外，本章将介绍常用精神科临床评估方法及常见医疗操作流程。

第一节　慢性精神障碍患者的精神检查技巧

一、阳性症状患者的精神检查技巧

1. 定义

阳性症状是指一些异常的观念、感觉体验和行为，主要包括幻觉、妄想、思维散漫、兴奋、言语和行为的紊乱等[2]。

2. 对象

主要以阳性症状为主的精神分裂症。

---

①② 陆林.沈渔邨精神病学［M］.6版.北京：人民卫生出版社，2018.

3．精神检查步骤

具体见图3.1。

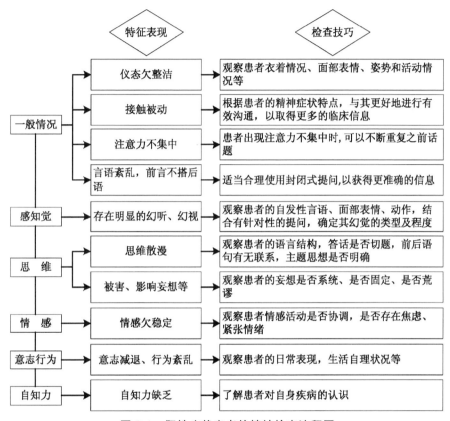

图 3.1　阳性症状患者的精神检查流程图

4．注意事项

（1）回顾患者之前病史，是否存在幻觉、妄想内容，了解其病情演变情况，确定其阳性症状是长期存在，还是阶段性发生。

（2）确定患者是否存在意识障碍、定向力异常。

（3）患者言语紊乱，有时为得到更准确的信息，可适当使用封闭式提问。

（4）进行详细的神经系统检查。

（5）了解其是否合并其他脑和躯体疾患，如有合并，需评估其躯体疾患与患者阳性症状加重是否有关。

二、阴性症状患者的精神检查技巧

1. 定义

阴性症状，即阴性综合征，是指以原发的缺损症状为主要表现的综合征。包括思维贫乏、情感淡漠、意志缺乏、动作迟缓和社会退缩。不包括继发的精神运动性抑制症状、紧张症状、抑郁症状和药物不良反应[①]。

2. 对象

主要以阴性症状为主的精神分裂症。

3. 精神检查步骤

具体见图 3.2。

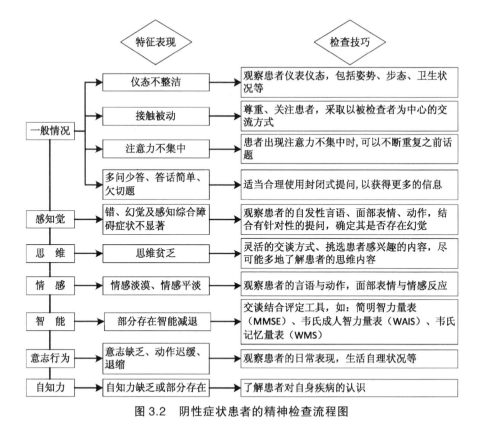

图 3.2　阴性症状患者的精神检查流程图

---

① 陆林. 沈渔邨精神病学［M］. 6 版. 北京：人民卫生出版社，2018.

4．注意事项

（1）回顾患者之前病史，是否存在幻觉、妄想内容，了解其病情演变情况，确定其阴性症状的加重是在较短的时间内出现还是经过一个缓慢的发展过程。

（2）确定患者是否存在意识障碍、定向力异常。

（3）排除是否存在情感低落、精神运动性抑制、刻板言动、持续言动、模仿言动等。

（4）首先回顾患者之前的智能状况，再评估患者目前状况。

（5）患者有时会表述自己有精神病，需进一步做检查，以评估其实际情况及有无自知力。

（6）评估患者阴性症状的加重是否与精神科药物引起的药物不良反应有关。

（7）患者主动交流较少，为得到更多的有效信息，与患者接触时相对多地使用封闭式提问，为与患者更好地进行沟通，可合理使用开放性提问。

（8）进行详细的神经系统检查。

（9）了解其是否合并其他脑和躯体疾患，如有合并，需评估其躯体疾患与患者阴性症状加重是否有关。

三、精神症状波动患者的精神检查技巧

1．定义

指精神障碍患者病情稳定后，以往的精神症状加重，或再次出现，或出现新的精神症状。如患者出现兴奋、躁动、情绪低落、幻觉、妄想、暴力、冲动等[1]。

2．对象

病情波动的精神障碍患者。

3．精神检查步骤

具体见图 3.3。

---

① 沈渔邨．精神病学［M］．5 版．北京：人民卫生出版社，2009.

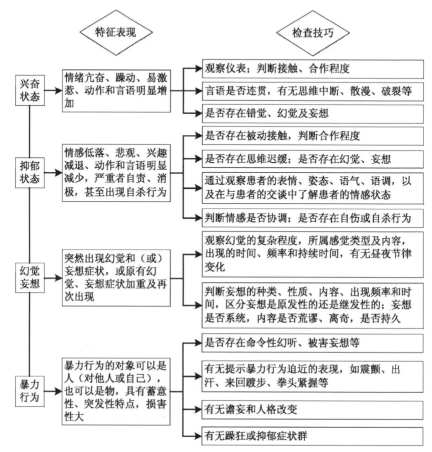

图 3.3 精神症状波动患者的精神检查流程图

4. 注意事项

（1）患者出现精神障碍波动的原因多种多样，需要进行详细的临床评估。

（2）回顾患者既往病史，是否存在其他神经、精神科疾患。

（3）详细了解患者的个人史、家族史。

（4）进行详细的体格检查，重点检查神经系统，排除躯体原因所致的谵妄或其他精神障碍。

（5）进行相关的辅助检查。

（6）确定患者是否存在意识障碍、定向力异常。

（7）充分评估患者目前风险，必要时可采取相应防范措施。

四、合并躯体疾病患者的精神检查技巧

1. 定义

躯体疾病与精神障碍之间的关系主要有两种情况，一种为躯体疾病的发生、发展过程中，由于影响了脑功能而出现的各种精神障碍，称为躯体疾病所致精神障碍；另一种为患者之前就存在精神障碍，在此基础上合并躯体疾病，患者原有的精神症状有可能出现变化，或出现新的精神障碍。这里主要讲述的是后一种情况[①]。

2. 对象

在精神障碍的基础上合并躯体疾病的患者。

3. 精神检查步骤

具体见图 3.4。

4. 注意事项

（1）躯体疾病与精神障碍之前的关系非常复杂，需要进行详细的临床评估。

（2）合并躯体疾病时，如伴有失眠、焦虑、抑郁等症状时，要考虑是生物学因素的影响还是躯体疾病带来的心理应激所致，临床上往往很难区分，而且两者也常常是共存的。

（3）注意观察患者精神症状和躯体疾病之间的关系，精神障碍的严重程度常随躯体疾病的严重程度变化而变化。

（4）详细了解患者的既往史、个人史、家族史特点。

（5）进行相关的辅助检查。

（6）在积极治疗躯体疾病的基础上评估其精神症状是否需要干预。

五、老年期痴呆患者的精神检查技巧

1. 定义

老年期痴呆是一种获得性脑综合征，伴有两个或以上认知领域的损

---

① 沈渔邨 . 精神病学［M］. 5 版 . 北京：人民卫生出版社，2009.

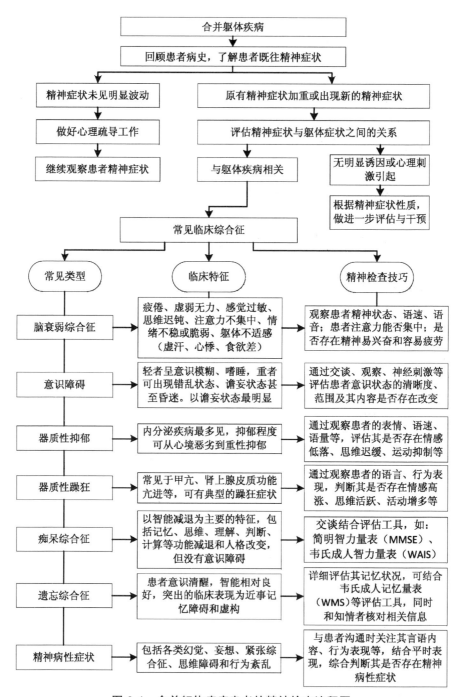

图 3.4　合并躯体疾病患者的精神检查流程图

害，如记忆、执行功能、注意、语言、社交认知及判断、精神运动性的速度、视觉感知能力、视觉空间能力的损害 [1]。

2. 对象

老年期痴呆患者，主要包括阿尔茨海默病、路易体病、额颞叶痴呆、血管性痴呆等。

3. 精神检查步骤

具体见图 3.5。

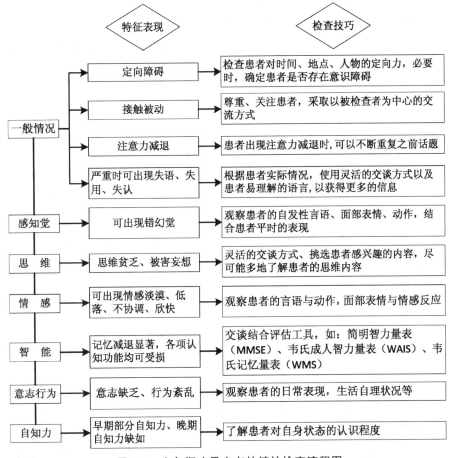

图 3.5　老年期痴呆患者的精神检查流程图

---

[1]　陆林.沈渔邨精神病学［M］.6版.北京：人民卫生出版社，2018.

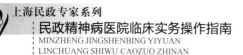

4．注意事项

（1）回顾患者既往病史，是否存在其他神经、精神科疾患。

（2）详细了解患者的个人史、家族史，重点排查是否存在性病史、服药史。

（3）进行详细的体格检查，重点检查神经系统。

（4）进行有针对性的辅助检查，如甲状腺功能、头颅 CT 或 MRI、脑脊液检查等。

首先回顾患者之前的智能状况，再评估患者目前状况。

（5）确定患者是否存在意识障碍、定向力异常。

（6）患者主动交流较少，为得到更多的有效信息，与患者接触时相对多地使用封闭式提问，为与患者更好地进行沟通，可合理使用开放性提问。

六、智力发育低下患者的精神检查技巧

1．定义

智力发育低下主要发生于精神发育迟滞患者，是指个体在发育阶段（通常指 18 岁以前）精神发育迟滞或受阻。临床上表现为认知语言、情感、意志和社会化等方面的缺陷、不足，在成熟和功能水平上显著落后于同龄人[1]。

2．对象

成年期精神发育迟滞患者。

3．精神检查步骤

具体见图 3.6。

4．注意事项

（1）需要详细收集病史。全面收集患者在母孕期及围产期情况、个人生长发育史、抚养史、既往疾病史、家庭文化经济状况。

（2）需进行全面的体格检查和有关实验室检查。包括对生长发育指

① 陆林．沈渔邨精神病学［M］.6 版.北京：人民卫生出版社，2018.

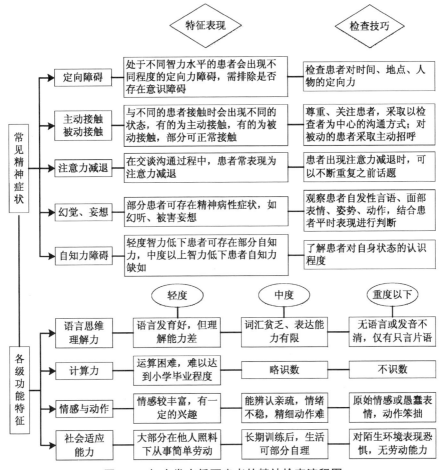

图 3.6　智力发育低下患者的精神检查流程图

标的检查（如身高、体重、头围、皮肤掌指纹等），有关的内分泌及代谢检查，脑电图、脑地形图、头部 X 线、CT 及 MRI 检查，染色体分析及脆性位点检查。

（3）主动交流较少的患者，为得到更多的有效信息，与患者接触时相对多地使用封闭式提问，为与患者更好地进行沟通，可合理使用开放性提问。

（4）通过相关心理评估量表测量患者的智力水平及社会功能，如韦氏成人智力量表（WAIS）、个人和社会功能量表（PSP）。

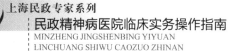
七、听力障碍患者的精神检查技巧

1. 定义

精神障碍患者合并听力障碍主要包括两种情况，其一是原本听力正常，之后因疾病或衰老引起听力减退；其二是自幼聋哑。听力减退，特别是聋哑病人不能用言语有效表达异常的思维、情感，加之大多数文化程度较低，很难获取确切的精神症状。

2. 对象

存在听力障碍的精神障碍患者。

3. 精神检查步骤

具体见图3.7。

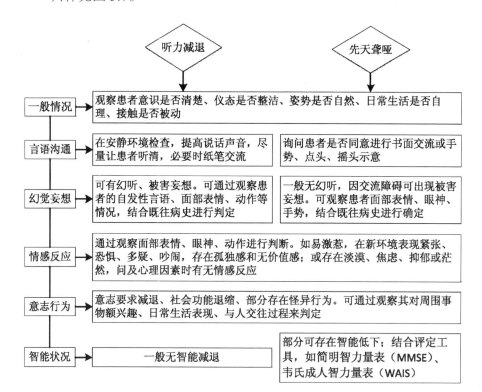

图 3.7 听力障碍患者的精神检查流程图

4．注意事项

（1）回顾患者之前病史，了解其病情演变情况，确定其目前精神症状是否新增，是否与听力减退有关。

（2）根据患者的表情、行为观察、手语、书面语进行评定症状。

（3）掌握患者肢体语言的特点，学会应用肢体语言与患者交流，与床位护士或其他知情者探讨患者手语的含义。

（4）检查者需学习简单的哑语，以更好地与患者沟通。

（5）确定患者是否存在意识障碍、定向力异常。

（6）患者主动交流较少，为得到更多的有效信息，与患者接触时相对多地使用封闭式提问。

（7）进行详细的神经系统检查。

八、人格改变患者的精神检查技巧

1．定义

人格改变是因强烈或持久的应激因素所引起，也可继发于严重的精神或躯体疾病，表现为成人的行为模式和人际关系显著而持久地发生改变，至少持续两个月，而患者以往无人格障碍[①]。

2．对象

各种躯体及精神障碍引起的人格改变患者。

3．精神检查步骤

具体见图3.8。

4．注意事项

（1）回顾患者之前病史，了解病前性格及其病情演变情况。

（2）确定患者是否存在意识障碍。

（3）排除是否存在精神运动性抑制、刻板言语与动作、持续言语与动作、模仿言语与动作等。

（4）首先回顾患者之前的智能状况，再评估患者目前状况。

---

① 袁勇贵，唐勇．精神科门急诊手册［M］．1版．南京：江苏科学技术出版社，2006.

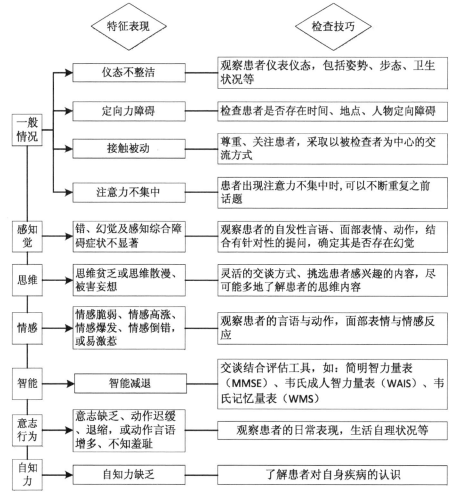

图 3.8　人格改变患者的精神检查流程图

（5）如患者主动交流较少，为得到更多的有效信息，与患者接触时相对多地使用封闭式提问，为与患者更好地进行沟通，可合理使用开放性提问。

（6）进行详细的神经系统检查。

（7）完善相关的辅助检查。

（陆如平）

第二节　慢性精神障碍患者的药物治疗方法

一、慢性精神障碍患者药物治疗

近年，数据调查分析显示 [1][2]，我国慢性精神障碍发病率呈现升上趋势。患上该病后，不但给患者的身心带来极大的痛苦，还严重影响正常的生活质量。慢性精神障碍患者可表现出情感异常、感知异常、思维异常、行为异常等，可能发生自伤事件或伤害他人行为，具有攻击性，病程呈现慢性持续状态，经常急性加重，极易反复发作，需要给予长期科学用药，为此，采取积极有效的药物进行长期治疗是控制疾病的重要关键。根据民政机构内住院患者的特点，本段重点介绍慢性精神障碍患者药物治疗的目标和原则、药物治疗策略和常用精神科药物等内容。

（一）慢性精神障碍患者药物治疗目标和原则

1. 慢性精神障碍患者药物治疗的目标

宗旨在于积极控制症状，防止病情加重，预防复发及病情波动，更好地保持患者的社会功能，预防衰退加快。

2. 慢性精神障碍患者药物治疗原则

包括评估原则、单一用药原则、个体化用药原则、联合用药原则、及时调药原则、合并躯体疾病用药原则、长期服药原则和不良反应处理原则。具体内容见图 3.9。

（二）慢性精神障碍患者药物治疗策略

在第一章第二节中详细介绍了民政精神病医院疾病分布特点，其中以精神分裂症患者最高，占住院总人数的 70% 以上，故下面就以精神分裂症的慢性期为例介绍药物治疗策略。

---

[1] 王勋，马宁，王立英等. 2016 年全国严重精神障碍患者管理治疗现状分析 ［J］. 中华精神科杂志，2018，51（1）：47—52.
[2] 雷殷华. 精神药物的临床应用概况［J］. 现代中西医结合杂志，2011，42（16）：553—555.

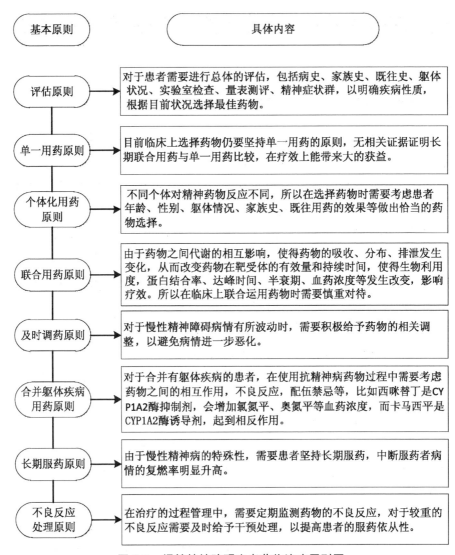

基本原则	具体内容
评估原则	对于患者需要进行总体的评估，包括病史、家族史、既往史、躯体状况、实验室检查、量表测评、精神症状群，以明确疾病性质，根据目前状况选择最佳药物。
单一用药原则	目前临床上选择药物仍要坚持单一用药的原则，无相关证据证明长期联合用药与单一用药比较，在疗效上能带来大的获益。
个体化用药原则	不同个体对精神药物反应不同，所以在选择药物时需要考虑患者年龄、性别、躯体情况、家族史、既往用药的效果等做出恰当的药物选择。
联合用药原则	由于药物之间代谢的相互影响，使得药物的吸收、分布、排泄发生变化，从而改变药物在靶受体的有效量和持续时间，使得生物利用度、蛋白结合率、达峰时间、半衰期、血药浓度等发生改变，影响疗效。所以在临床上联合运用药物时需要慎重对待。
及时调药原则	对于慢性精神障碍病情有所波动时，需要积极给予药物的相关调整，以避免病情进一步恶化。
合并躯体疾病用药原则	对于合并有躯体疾病的患者，在使用抗精神病药物过程中需要考虑药物之间的相互作用，不良反应，配伍禁忌等，比如西咪替丁是CYP1A2酶抑制剂，会增加氯氮平、奥氮平等血药浓度，而卡马西平是CYP1A2酶诱导剂，起到相反作用。
长期服药原则	由于慢性精神病的特殊性，需要患者坚持长期服药，中断服药者病情的复燃率明显升高。
不良反应处理原则	在治疗的过程管理中，需要定期监测药物的不良反应，对于较重的不良反应需要及时给予干预处理，以提高患者的服药依从性。

图 3.9　慢性精神障碍患者药物治疗原则图

精神分裂症的慢性期是指那些精神症状持续存在两年之久的患者，病程多迁延、症状未能完全控制，以残留阳性症状、情感症状、阴性症状和认知功能受损为主要临床表现[①]。长期住院精神分裂症慢性期的患

---

① 赵靖平 . 精神药物治疗学 . 1 版 . 人民军医出版社，2006：250.

者病情上显示如下特点：一是有的病情相对稳定；二是有的病情呈现反复发作的特点，在药物剂量不变的情况下也会出现精神症状的急性复发；三是有许多患者在住院期间并发了躯体疾病，在治疗躯体疾病的同时，容易出现药物的不良反应和病情方面的改变。针对上述这三种情况，在药物治疗方面应采取不同的策略，具体分述如下。

1. 稳定期患者的治疗策略

稳定期是相对波动期而言，此期的患者有两种表现，一是在药物的控制下精神症状完全缓解。二是残留部分精神症状，但是这些症状长期无变化，对自身和他人不造成影响。主要的治疗策略除重点改善功能和康复外，主要是对残留症状的管理。建议在此期仍使用急性期治疗有效的药物维持治疗，各种抗精神病药物最好维持在最低有效剂量（一般在急性期治疗剂量的一半或更低）[①]。在急性期为控制症状联合两种或以上药物治疗者，在维持期阶段可以根据实际情况逐步减少药物种类，以单一用药为原则，必要时也需要联合用药稳定维持。具体策略见图 3.10。

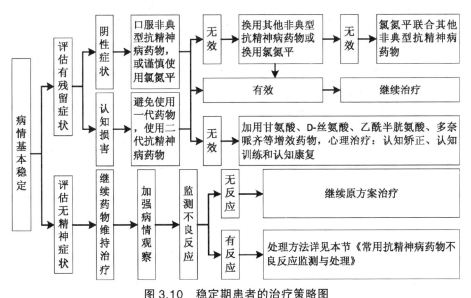

图 3.10　稳定期患者的治疗策略图

---

① 李华芳 . 精神药物的临床应用 . 1 版 . 人民卫生出版社，2011：81—82.

2. 急性复发期患者的治疗策略

精神分裂症患者在维持期治疗中受多种因素的影响，比如：生活事件、季节性变化、家庭支持不良、服药依从性差、躯体疾病等因素会导致其疾病有所波动，甚至急性发作。急性发作时呈现出各种精神症状，如残留症状进一步加重，或出现新的精神症状，如果上述症状持续一周，即为急性复发期。对于急性复发期患者需要重新整体评估，如引起复发的原因、目前的用药情况、既往用药种类和躯体状况等。根据评估结果，确定主要需要解决的问题，集中对所评估的问题进行对症治疗。具体策略见图 3.11。

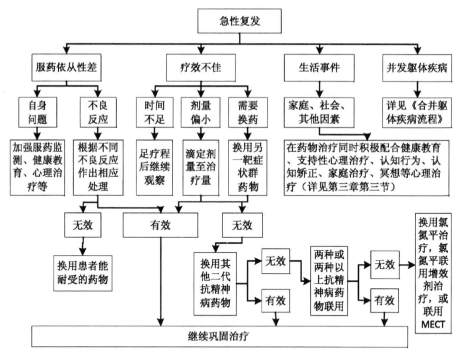

图 3.11　急性复发期患者的治疗策略图

注：CATIE 研究显示二代药物中奥氮平、利培酮的疗效优于其他药物，一项荟萃分析支持奥氮平、利培酮、氨磺必利的疗效优于一代药物[1]。

---

[1] David Taylor. Carol Paton. Shitij Kapur. Maudsley The Manudsley Prescribing Guidelines in Psychiatry. 第 12 版 . 人民卫生出版社，2017：49，214.

3. 并发躯体疾病的药物治疗策略

精神分裂症患者合并躯体疾病比例较高[①]，叶芬等[②]对长期住院精神分裂症慢性期患者合并躯体疾病的调查显示，合并躯体疾病大多为高

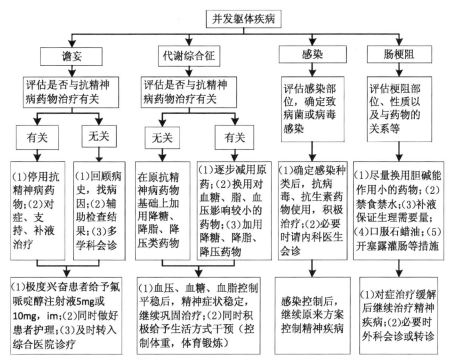

图 3.12　并发躯体疾病的药物治疗策略图

注：研究发现二甲双胍能够提高胰岛素耐受性，同时降低血脂水平，有证据建议：当使用非药物手段干预药源性肥胖证据还不充分，而调整其他代谢不良反应轻微的抗精神病药物会降低治疗疗效时，不改变原有抗精神病药物的使用同期伴随使用二甲双胍可作为众多干预方案的首要选择[③]。

① Lahti M.Tiihonen J.Wildgust H.et al.Cardiovascular morbidity, mortality and pharmacotherapy inpatients with schizophrenia[J]. Psychol Med.2012 Mar 12:1—11.
② 叶芬，郭月平，吴莉等.长期住院慢性精神分裂症患者的合并躯体疾病及临床用药情况［J］.中国当代医药2019，26（5）：50—51.
③ 赵靖平，施慎孙.中国精神分裂症防治指南（第二版）.中华医学电子音像出版社，2015：137—139.

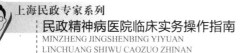

血压、糖尿病、高脂血症、心律失常、高尿酸血症等病症。合并躯体疾病的患者在使用抗精神病药物时需要考虑药物对脏器功能的损害和影响，同时需要注意内外科用药与精神科用药之间的相互作用，下面介绍几种常见并发躯体疾病处理。具体策略见图3.12。

（三）常用精神科药物种类

精神药物是指主要作用于中枢系统而影响精神活动的药物。精神药物的化学结构复杂而繁多，根据其化学结构和药理作用原则进行分类，大致分为以下几类，详见图3.13。

二、药物不良反应的监测与处理

（一）药物不良反应监测流程

药物不良反应监测，是指对合格药品在正常用法用量下，出现的与用药目的无关的有害反应的监督和考察。抗精神病药物不良反应在临床中非常常见，几乎所有的药物都可引起不良反应，只是反应的程度和发生率不同，故在服用抗精神病药物后都需要进行药物不良反应监测。针对慢性精神障碍患者，合理的监测可以最大程度降低药品不良反应的重复发生，提高合理用药水平，更好地为患者选择药物。在临床上所有的常规用药均纳入监测范围，对于超药物说明书用药、多种药物联合使用、累计效价等特殊情况需要重点监测。

1. 一般情况监测流程

此药物不良反应监测流程，主要是针对长期服用抗精神病药物患者，形成的一套定期规范化监测的措施，便于临床医生参照执行，有利于及时发现药物不良反应，确保用药安全。流程图见图3.14。

2. 特殊情况监测流程

特殊情况包括如下三种。流程图见图3.15。

（1）超药物说明书用药：是指药品使用的适应证，给药方法或剂量不在药品监督管理部门批准的说明书之内的用法。

（2）多种药物联合使用：采用的三种或三种以上药物同时或先后应用，其结果主要是为了增加药物的疗效或为了减轻药物的毒副作

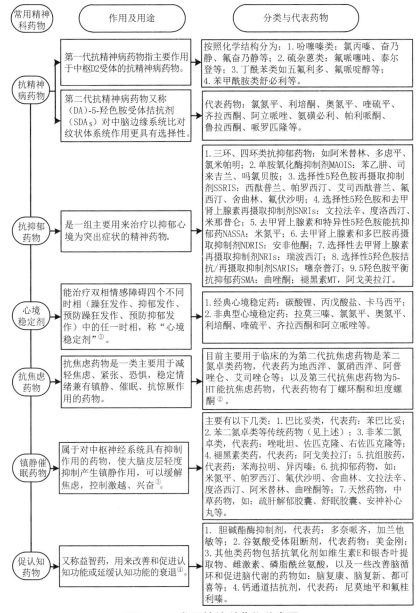

图 3.13　常用精神科药物种类图

①② 陆林 . 沈渔邨精神病学 . 第 6 版 . 人民卫生出版社 . 2018：871—875.

③ 李华芳 . 精神药物的临床应用 . 1 版 . 人民卫生出版社，2011：81—82.

④ 江开达 . 精神药理学 . 2 版 . 人民卫生出版社 . 2017：665—693.

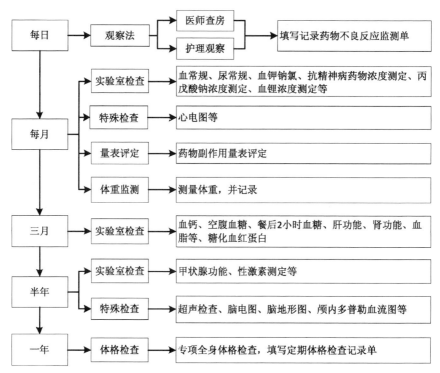

图 3.14　一般情况监测流程图

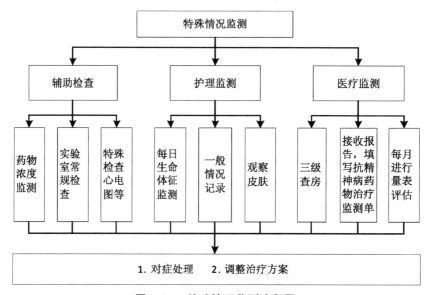

图 3.15　特殊情况监测流程图

用，但是有时也可能产生相反的结果，反而会增加药物不良反应的风险。

（3）累计效价：两种或多种抗精神病药物合用时，每种抗精神病药按其占最大推荐剂量的百分比进行累加，累计剂量＞100%。（计算方法见等效剂量换算）

3. 等效剂量换算

自氯丙嗪问世后，所生产的抗精神病药物种类繁多，并出现了氯丙嗪折算法，是指对于抗精神病症状的作用强度，以氯丙嗪为基准，相比较而定，以此为基础出现"等效剂量"[1][2][3][4]。等效剂量换算见表3.1。

表3.1　等效剂量换算参考表

药　名	等效剂量
氯丙嗪	100 mg/d
氟奋乃静	2 mg/d
氟哌噻吨	3 mg/d
氟哌啶醇	2 mg/d
奋乃静	10 mg/d
舒必利	200 mg/d
三氟拉嗪	2 mg/d
阿立哌唑	5 mg/d
奥氮平	5 mg/d
喹硫平	100 mg/d
利培酮	1 mg/d

---

[1]　David Taylor. 精神科处方指南［M］. 12版. 司天梅，译. 北京：人民卫生出版社出版，2017：18—112.

[2]　王祖承. 精神病学［M］. 1版. 北京：人民卫生出版社，2001：263—264.

[3]　刘吉成. 精神药理学［M］. 1版. 北京：人民卫生出版社，2009：77—78.

[4]　沈渔邨. 精神病学［M］. 5版. 北京：人民卫生出版社，2009：834—837.

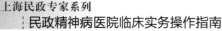
（续表）

药　　名	等效剂量
齐拉西酮	40 mg/d
氯氮平	50 mg/d

4. 注意事项

（1）针对特殊病人，在每月辅助检查中，对糖尿病病人应补充空腹血糖、餐后2小时血糖检查；对高脂血症病人应补充血脂检查；对肝功能异常病人应补充肝功能检查；对高尿酸血症病人应补充肾功能检查；高血压患者至少每天监测血压1—2次。

（2）所有监测结果最后汇总到床位医师。出现不良反应的，需报告上级医师，上级医师查房并给予处理；处理有困难的，需经过主任医师查房（综合分析评估抗精神病药物的疗效及不良反应，给出处理方案）；严重的不良反应需报告病房负责人，由负责人报告医务科及药剂科。

（3）在发现患者出现药物不良反应时，相关处理措施就应及时跟上，具体处理措施见下一节。

（4）流程中提到的抗精神病药物治疗监测单（见附录4表1）、药物副作用量表（见附录2表2）、定期体格检查记录单（见附录4表2）。

（5）特殊情况下抗精神病药物的使用应谨慎，迫不得已使用时要注意对病人及家属进行书面告知。

（6）最好采用经过验证的量表记录目标症状、疗效和不良反应，以便不断的考量患者治疗中的风险—获益比，密切进行躯体情况监测，特别是心电图的监测，十分必要。

（二）常用药物不良反应监测与处理

1. 常用药物不良反应

慢性精神障碍患者长期服用抗精神病药物，大多数伴有不良反应，所涉及的器官或者系统有多个，包括神经系统、心血管系统、消化系统、泌尿系统、血液系统、代谢与内分泌系统等，在本节中根据抗精神病药物不良反应选取 7 个种类进行说明 ①②③④⑤⑥⑦⑧，包括主要表现、监测方法、处理方法。具体监测方法见图 3.16。

2. 常用抗精神病药物不良反应

抗精神病药物所致不良反应种类繁多，不同的药物作用机制不同、作用靶点不同，所致不良反应也不尽相同，常见的不良反应包括镇静、体重增加、静坐不能、帕金森氏病、抗胆碱能作用、低血压、催乳素增加等 ⑨。具体内容见表 3.2。

3. 注意事项

（1）针对不同的不良反应，监测方法很重要，其中病史回顾、精神检查及体格检查为常规方法，未在图中列出。另外在药物不良反应流程中根据每个月直至每年需要监测的项目均已列出，可参照监测。

（2）处理方法中减量抗精神病药物前提是患者精神症状稳定，若精神症状有波动的，可作换药处理。

（3）氯氮平、氯丙嗪等抗精神病药物可引起白细胞减少，其中以氯氮平发生率最高，我国氯氮平使用广泛，在临床出现异常时要立即处

①⑨　David Taylor. 精神科处方指南［M］. 12 版. 司天梅，译. 北京：人民卫生出版社出版，2017：18—112.

②　巫玮，汪宝蓓. 非典型抗精神病药物的不良反应及处理［J］. 中国药物经济学，2014，9（09）：28—29.

③　向小妹，潘彬斌，卢荻朋. 某院 471 例抗精神病药物不良反应的分析［J］. 中国医药指南，2013，11（03）：436—437.

④　姜春和. 新型抗精神病药物的不良反应及治疗概述［J］. 中国民康医学，2012，24（23）：2894—2895，2912.

⑤　杨玉清，高慧，盛嘉玲等. 甘草酸二铵用于抗精神病药物所致肝损害的疗效分析［J］. 中国民康医学，2012，24（17）：2049—2050.

⑥　孔令芳，盛嘉玲，顾燕等. 抗精神病药物在维持治疗中对心电图影响的分析［J］. 中国民康医学，2012，24（23）：2853—2855.

⑦　高慧，戴晶璟，盛嘉玲. 抗精神病药物对心血管疾病影响的调查［J］. 中国民康医学，2014，26（06）：91—92.

⑧　高慧，姚培芬，盛嘉玲等. 长期服用奥氮平精神分裂症患者稳定期认知功能与代谢综合征的关系［J］. 临床精神医学杂志，2017，27（05）：293—296.

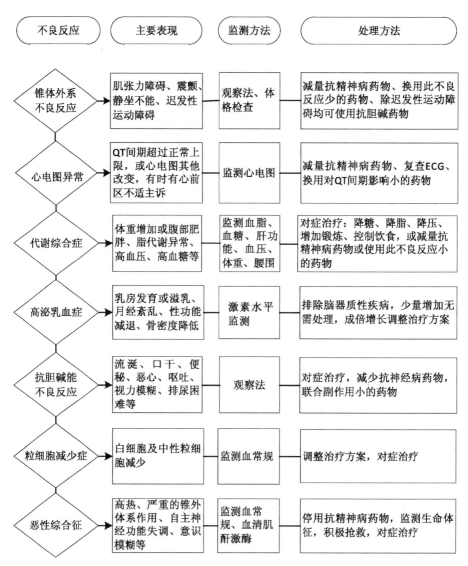

不良反应	主要表现	监测方法	处理方法
锥体外系不良反应	肌张力障碍、震颤、静坐不能、迟发性运动障碍	观察法、体格检查	减量抗精神病药物、换用此不良反应少的药物、除迟发性运动障碍均可使用抗胆碱药物
心电图异常	QT间期超过正常上限，或心电图其他改变，有时有心前区不适主诉	监测心电图	减量抗精神病药物、复查ECG、换用对QT间期影响小的药物
代谢综合症	体重增加或腹部肥胖、脂代谢异常、高血压、高血糖等	监测血脂、血糖、肝功能、血压、体重、腰围	对症治疗：降糖、降脂、降压、增加锻炼、控制饮食，或减量抗精神病药物或使用此不良反应小的药物
高泌乳血症	乳房发育或溢乳、月经紊乱、性功能减退、骨密度降低	激素水平监测	排除脑器质性疾病，少量增加无需处理，成倍增长调整治疗方案
抗胆碱能不良反应	流涎、口干、便秘、恶心、呕吐、视力模糊、排尿困难等	观察法	对症治疗，减少抗神经病药物，联合副作用小的药物
粒细胞减少症	白细胞及中性粒细胞减少	监测血常规	调整治疗方案，对症治疗
恶性综合征	高热、严重的锥外体系作用、自主神经功能失调、意识模糊等	监测血常规、血清肌酐激酶	停用抗精神病药物，监测生命体征，积极抢救，对症治疗

图 3.16　常用药物不良反应监测与处理图

表 3.2　常用抗精神病药物不良反应表

常用抗精神病药物不良反应

药物	镇静	体重增加	静坐不能	帕金森氏病	抗胆碱能作用	低血压	催乳素增加
氯丙嗪	+++	++	+	++	++	+++	+++
三氟拉嗪	+	+	+	+++	+	+	+++
氯氮平	+++	+++	−	−	+++	+++	−
氟哌啶醇	+	+	+++	+++	+	+	++
奋乃静	+	+	++	+++	+	+	+++
舒必利	−	+	+	+			+++
奥氮平	++	+++	+				
帕利哌酮	+	++	+	+	+	++	+++
利培酮	+	++	+		+	++	+++
齐拉西酮	+	−	+	−	−	+	+
氨磺必利	−	+	+	+	−	−	+++
阿立哌唑	−	−	+	−	−	−	−
喹硫平	++	++	−	−	+	++	−

+++：高发生率/严重程度　++：中度　+：低　−：非常低

理。另外有个案报道氯氮平亦可引起白细胞增高，需加以注意。

（4）恶性综合征是一种罕见，但后果严重甚至致死的不良反应，所有抗精神病药物均可能引起恶性综合征，出现时应立即停药，并采取抢救措施，在条件所限的专科医院应立即送往综合医院治疗。

（高红锐、罗　岚）

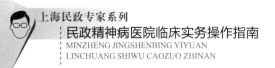

第三节　慢性精神障碍患者的心理治疗方法

一、住院慢性精神障碍患者常见的心理问题

住院精神病患者往往存在一些心理问题，按住院时间的长短归纳如下。

（一）住院初期的精神病患者存在的心理问题

1. 紧张心理

对于初次住院的患者，面对陌生的环境，难免感到紧张；而部分反复多次住院的患者，认为家人伙同他人迫害自己，因此会出现焦虑、不安，甚至恐惧反应。

2. 自尊心增强

患者希望被医务人员重视，一旦感觉到自己被人忽视，自尊心受挫，便会引起不良情绪反应。

3. 依恋心理

刚入院患者，尤其女性患者会哭哭啼啼，要求家属带其回家，并且会不停询问医护人员，何时可以出院，因此对治疗持对抗心理，部分患者会伺机外逃。

4. 多疑敌意

由于患者本身疾病或性格等因素，会对周围事物、他人的举动特别敏感多疑，甚至产生敌意。

5. 情绪不稳

因为患者缺乏自知力，对住院治疗不接受，会常因小事而产生争执，心生不满，容易激惹、发脾气。

6. 害怕孤独

患者认为家属把其送进医院，是抛弃了他，因而产生孤独感，时常盼望有亲人、朋友探望。

（二）精神症状缓解期患者存在的心理问题

1. 对疾病的认知问题

患者觉得疾病已痊愈，不需要继续治疗，坚信长期服药对身体产生严重的不良影响，认为只有症状出现时才需要服药。

2. 缺乏自信心

患者常常因为社会功能减退，导致自信心不足，担心以后是否还能胜任工作，担心家庭、社会能否接纳自己。

3. 病耻感

大部分患者认为，一旦被贴上精神疾病的标签，毫无疑问会招致异样的目光，担心今后对工作、学习、生活、恋爱、婚姻的影响。

4. 低自尊

患者自身精神疾病给家庭和社会带来的经济负担，同时面对社会歧视、排斥和自我否定，并且容易认同他人对自己的负面评价，因此进一步加重自卑心理。

5. 情绪问题

由于患者心理弹性较正常人低[1]，自我调节能力下降，一般采取消极的应对方式。尤其在面对经济负担增加，社会地位丧失，病耻感增强，自尊心受损，自我价值贬低等一系列问题时，会产生愤怒、焦虑、抑郁、自杀、攻击等诸多负性情绪及过激行为。

（三）长期住院的精神病患者存在的心理问题

1. 社交退缩心理

患者长期住院，面对家庭成员的冷漠，家庭支持的缺失，社会功能丧失，患者角色被强化[2]，对社交产生回避心理。

2. 依赖心理

患者日常生活均有医护人员照顾，变得越来越懒散，不愿动手、动

---

[1] 杨薇薇，高帅，朱如芳.稳定期精神分裂症患者心理弹性水平及影响因素调查分析［J］.齐鲁护理杂志，2018，24（23）：45—48.

[2] 戴晓阳.护理心理学［M］.北京：人民卫生出版社，1998：106—108.

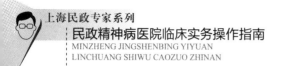
脑，对医护人员产生依赖心理①。

3. 随遇而安心理

长期住院者，个人习惯、穿着打扮及一般生活标准退化，始动性缺乏。无主动要求，被动服从工作人员的安排，随遇而安。

二、慢性精神障碍患者常用心理治疗

慢性精神障碍患者，在药物巩固治疗的同时，应着重考虑其心理及社会功能的恢复，尤其在"生理—心理—社会"医学模式的当下，心理治疗成为精神障碍患者恢复期的主要治疗手段②。以下重点介绍支持性心理治疗、认知行为治疗、家庭社会干预治疗、森田疗法、内观治疗及团体艺术治疗等。

（一）支持性心理治疗

支持性心理治疗是指来访者面对现实挫折，产生负面情绪或心理创伤时，不能以早年的经验及成长经历，来应对所面临的问题时，需治疗师采用倾听、指导、解释、安慰、鼓励、保证等方法，帮助来访者挖掘潜在的资源与能力，结合治疗师提供的心理支持和援助，使其提高心理应对能力，渡过心理危机，促进心身康复。

1. 适应证

应激相关障碍、精神分裂症稳定期、神经症性障碍、心境障碍、适应障碍、使用精神活性物质所致的精神和行为障碍，以及躯体疾病伴发的心理障碍患者。

2. 禁忌证

精神障碍急性期，兴奋躁动、严重思维障碍等病情不稳定者、中重度精神发育迟滞、部分器质性精神障碍、伴有意识障碍的严重躯体疾病患者。

3. 支持性心理治疗操作方法

具体见图3.17。

---

① 赵源耕.临床病人心理问题［M］.广东：广东科技出版社，1991：23.

② 冯志颖.支持性心理治疗［J］.开卷有益（求医问药），2012，2：28—29.

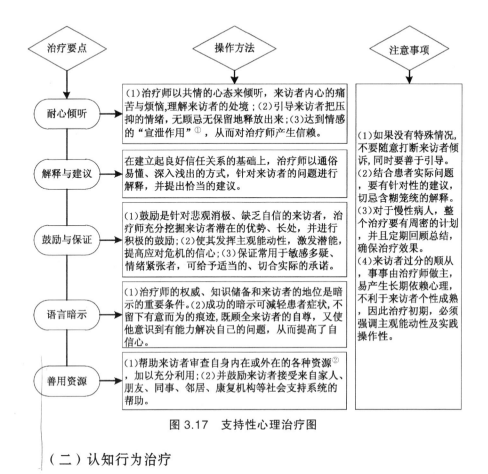

图 3.17　支持性心理治疗图

（二）认知行为治疗

认知行为治疗（Cognitive Behavioral Therapy，CBT）是由美国心理学家艾伦 T·贝克（Aaron T.Beck）建立的，该治疗方法最初是用来研究和治疗抑郁症的，自 1998 年开始，以德中心理治疗研究院开办的"中德班"为代表的一些专业培训为中国 CBT 培养出第一代专业人才。近十年，以 Beck 认知行为治疗体系为主导的各种"中美班"为 CBT 在中国的发展注入了更多力量。因依据循证基础、结构清晰、短程高效等特点，其已成为世界上流行最为广泛、被使用最多的心理治疗方法[1][2]。

---

① 认知行为治疗.中国心理学会临床与咨询专业委员会认知行为治疗学组［引用日期 2019-12-22］.

② 赵源耕.临床病人心理问题［M］.广东：广东科技出版社，1991：23.

认知行为疗法（CBT）是一组通过改变思维或信念来改变不良认知，达到消除不良情绪和行为的短暂心理治疗方法。该疗法的理论基础：人的思维对其情感和行为具有决定性作用，通过改变来访者对己、对人、对事歪曲的看法或者判断（即认知），达到改善情绪，从而改变来访者对特定相关问题的行为模式。具体技术包括：认知分析的技术、解释鼓励的技术、支持调适的技术、社会功能训练的技术、行为治疗的技术及环境干预技术等其他治疗技术。

1. 治疗流程

具体见图3.18。

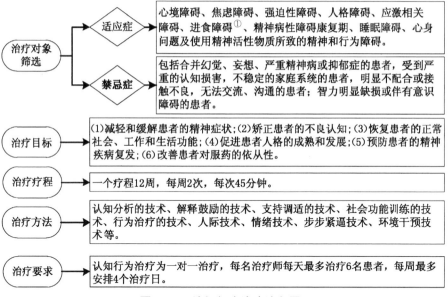

图 3.18　认知行为治疗流程图

2. 治疗技巧

良好的医患关系是治疗联盟建立的基础，应该遵循平等、理性、真诚的原则。治疗医师应注意调整与患者之间的观念、期待等差异，建立

---

① Keith S.Dobson. 认知行为治疗手册（第三版）[M]. 李占江，译. 北京：人民卫生出版社，2015：52—55.

有效地互动关系，保证适当的依从性，具体可以从以下几方面着手：

（1）医患会谈：主动问候、自我介绍；挑起话题，观察患者反应。

（2）接纳与倾听：鼓励患者说话陈述，表示理解，发掘患者焦点问题，把握介入的时机。

（3）告知："认知行为治疗"的计划和要求，取得患者的理解和配合。

（4）引导：自然、灵活地保持和转换有效话题，确保访谈效率和质量。

（5）安慰和承诺：提供支持、保证，对患者所期望的行为和正确的信念进行强化性的奖赏、鼓励，保持探讨和解决问题的兴趣，排除不信任感。

3．认知行为治疗操作方法

具体见图 3.19。

（三）家庭社会干预治疗

1．概念

"家庭社会干预"是一系列旨在通过为精神障碍患者及其家庭成员（特别是照顾者），提供相应信息、知识、物质支持及应对方式训练，使其获得有利于康复的系统环境，从而减少精神疾病复发、保证精神障碍者恢复社会功能，并拥有更好生活质量的一系列服务项目的总称[1]。

2．目的

（1）患者恢复社会功能、防止精神疾病复发。

（2）改善与家庭成员间的关系、缓和家庭氛围。

（3）减轻家属心理负担、掌握正确的精神科照护知识。

3．理论支持

"人在情境中"的理论、自助与同伴支持理念、优势视角理论等。

---

[1] 井世洁．理念与实践：美国针对精神障碍者的"家庭干预"［J］．华东理工大学学报（社会科学版），2014，5：20—29．

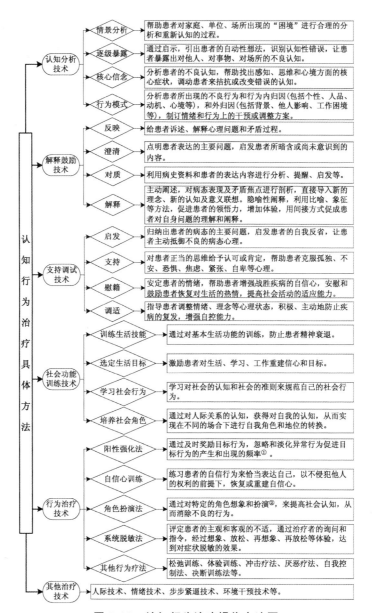

图 3.19　认知行为治疗操作方法图

① 顾燕，杨帆，杨玉清等．代币法行为治疗对慢性精神分裂症患者阴性症状的影响［J］．中国康复医学，2014，26（05）：39—41.

② 盛嘉玲，孔令芳，沈怡等．角色扮演法在慢性精神分裂症患者社交训练中的应用［J］．中国康复，2012，03：229—231.

4. 家庭社会干预治疗操作方法

（1）家庭心理教育（Family Psychoeducation，简称 FPE）。

（2）家庭教育（Family Education，简称 FE）。

（3）家庭咨询（Family Consultation，简称 FC）。

（4）家庭支持和倡导小组（Family Support and Advocacy Group，简称 FSAG）。

5. 家庭社会干预治疗流程图：见图 3.20

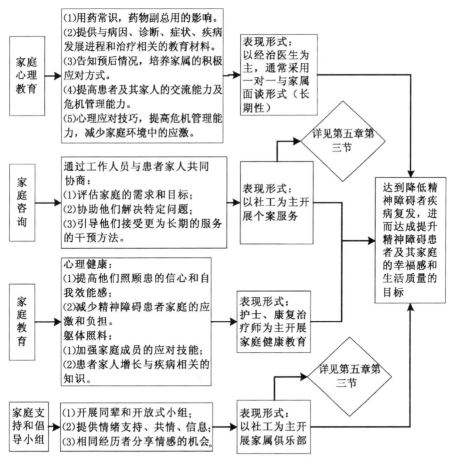

图 3.20　家庭社会干预治疗流程图

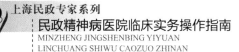

（四）森田疗法

森田疗法是 20 世纪 20 年代日本精神病学家森田正马博士创立，以神经质、疑病素质、精神交互作用与精神拮抗作用等概念作为理论。20 世纪 80 年代王祖承将其引入中国，发展为改良森田疗法[1]。在治疗中秉承顺其自然、为所当为的原则。患者以顺其自然的态度接受各种症状的出现，把精力发在当下，从而消除患者心理冲突减轻痛苦。

1. 适应证与禁忌证

（1）适应证：焦虑障碍、强迫性障碍、严重应激反应及适应障碍、心境障碍、精神分裂症、轻度精神发育迟滞以及其他适合治疗的心理障碍等患者。

（2）禁忌证：精神障碍急性发病的兴奋躁动、自杀行为、冲动毁物、出走企图、严重思维障碍等病情不稳定者、中重度精神发育迟滞、儿童精神障碍、器质性精神障碍以及伴有严重躯体疾病患者。

2. 森田疗法操作方法[2]

具体见图 3.21。

3. 森田疗法注意事项

（1）一疗程结束后不易连续进行森田治疗，有重复接受治疗需求，在 6 周后再次参加治疗，并在病程记录中注明原因。

（2）治疗期间，患者出现明显不适或症状恶化，应停止森田治疗。

（3）病室温度适宜、安静，一般要求 30 平方米左右，以便开展活动。治疗前后清点用物和危险品，杜绝安全隐患。

（五）内观治疗

内观治疗由日本吉本伊信首创，通过内省或反省自己从别人那里得到的恩惠以及别人带来的麻烦中认知自己内心的不足和缺陷，获得对别

---

① 张海英，王祖承.森田疗法的进展——新森田疗法［J］.临床精神医学杂志，1994，01：41—43.

② 盛嘉玲，沈怡，孔令芳，朱岚，顾燕君，陈朋月，王莉，钱倩，钟婉莲.改良森田疗法对慢性精神分裂症残留型患者的疗效分析［J］.中国康复医学杂志，2006，09：834—836.

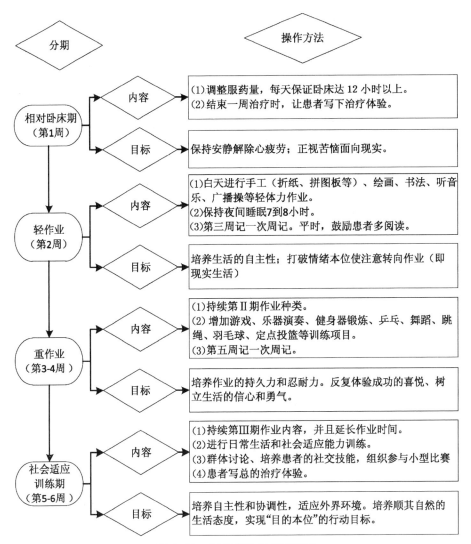

图 3.21　森田疗法操作方法图

人价值的肯定，进而达到发现自我、洞察自我、再抱有对他人的感谢回报之情，从而激发内心的神情、提升自己心灵的纯洁[①]。1988 年，王祖承将其引入中国，在我国逐步推广开展。内观三要素：他人为我做的、

————————

① 张莹波，陈俊，王祖承.内观疗法的应用和发展［J］.临床精神医学杂志，2010，01：61—63.

我给他人的回报、我给他人增加的麻烦①。

1. 适应证与禁忌证

（1）适应证：焦虑障碍、强迫性障碍、严重应激反应及适应障碍、心境障碍、精神分裂症、儿童精神障碍、轻中度精神发育迟滞以及其他适合治疗的心理障碍等患者。

（2）禁忌证：应激相关障碍、精神障碍急性期、兴奋躁动、严重思维障碍等病情不稳定者、重度精神发育迟滞、器质性精神障碍以及伴有严重躯体疾病患者。

2. 内观治疗操作方法②

具体见图3.22。

3. 内观治疗注意事项

（1）疗程规定：一个疗程30次，每次45分钟，每天2次。

（2）治疗期间，患者出现明显不适或症状恶化，应停止内观治疗。

（3）病室温度适宜、安静，一般要求30平方米左右，以便开展活动。治疗前后清点用物和危险品，杜绝安全隐患。

（六）团体艺术治疗

团体艺术治疗：以团体治疗的方式利用各种艺术作品，包括绘画材料、舞蹈、诗歌、音乐和戏剧等艺术的力量，消除个人的内心冲突和个人与社会环境的矛盾，帮助人们获得较好的身心调节③。

1. 适应证与禁忌证

（1）适应证：焦虑障碍、强迫性障碍、严重应激反应及适应障碍、心境障碍、精神分裂症、轻中度精神发育迟滞以及其他适合治疗的心理障碍等患者。

（2）禁忌证：精神障碍急性期、兴奋躁动、自杀行为、冲动毁物、

---

① 王祖承.内观疗法［J］.国外医学.精神病学分册，1988，03：138—141.

② 陆如平，盛嘉玲.内观疗法对精神分裂症依从性及复发的影响［J］.临床精神医学杂志，2011，02：115—116.

③ 曲静，侯日莹.国内外精神分裂症患者艺术治疗研究进展［J］.临床精神医学杂志，2016，02：138—139.

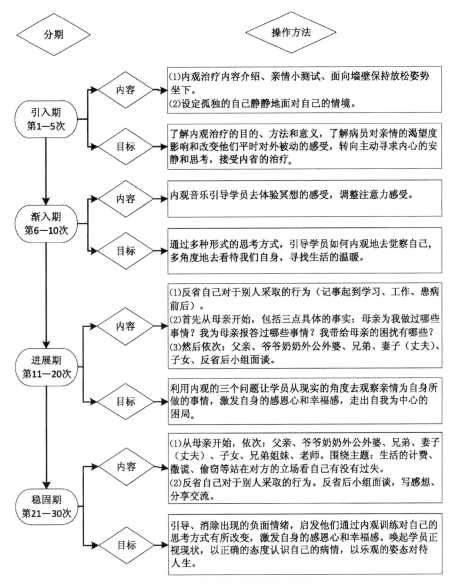

图 3.22　内观治疗操作方法图

出走企图、严重思维障碍等病情不稳定者，重度精神发育迟滞，器质性
精神障碍以及伴有严重躯体疾病患者。

2. 团体艺术治疗操作方法

具体见图 3.23。

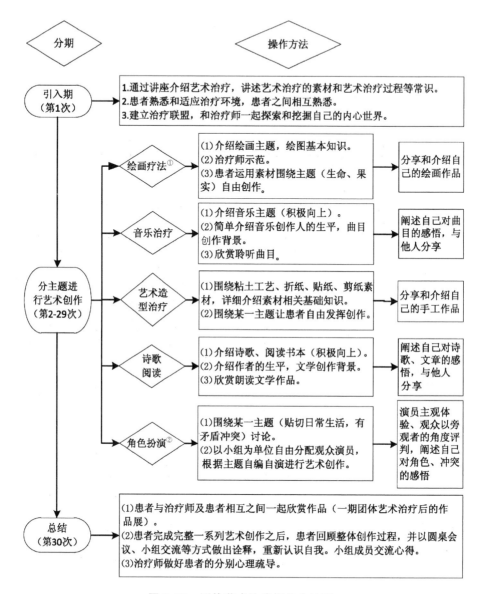

图 3.23 团体艺术治疗操作方法图

① 孔令芳，钱倩，盛嘉玲．绘画疗法对慢性精神分裂症康复的疗效［J］．中国民康医学，2007，24：1078—1093．

② 盛嘉玲，孔令芳，沈怡，黄耀华．角色扮演法在慢性精神分裂症患者社交训练中的应用［J］．中国康复，2012，03：229—231．

3. 团体艺术治疗注意事项

（1）疗程规定：一个疗程30次，每次90分钟，每天1次，每周5次。

（2）治疗期间，患者出现明显不适或症状恶化，应停止团体艺术治疗。

（3）病室温度适宜、安静，一般要求30平方米左右，以便开展活动。治疗前后清点用物和危险品，杜绝安全隐患。

（彭　红、蒋琳娜、戴晶璟）

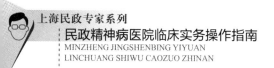
第四节　常用精神科评估方法

临床心理评估是运用心理学方法及技术，通过谈话、观察、测验等方式[①]，对来访者的心理状况、人格特征进行全面、系统和综合的分析，为后续的治疗提供客观有力的依据。本节重点介绍心理评估的常用方法、常用评估工具及常用分类康复评估方法。

一、心理评估的常用方法

（一）调查法

调查法调查的内容包括历史调查和现状调查两个方面。历史调查主要包括档案、文献资料和向了解被评估者过去经历的人进行调查。现状调查主要围绕与当前问题有关的内容进行。调查对象包括被评估者本人及其周围的"知情人"，如同学、同事、父母、亲友、老师、领导、兄弟姐妹等。调查方式除一般询问外，还可采用调查表（问卷）的形式进行。以书面的形式收集资料，问卷法是常用的方法之一，调查问卷的问题多采用闭合式问题，经过专门培训的调查者对被评估者进行面对面的询问，亦可通过电话、电子邮件的形式完成。调查法的优点是涵盖纵向和横向两个方面的内容，广泛而全面。不足之处是调查常常是间接性的评估，材料真实性容易受被调查者主观因素的影响。

（二）观察法

观察法是通过对被评估者直接或间接（通过摄影录像设备）的观察或观测而进行心理评估的一种方法。观察法可分为自然观察法与控制观察法两种形式。前者指在自然情境（如家庭、学校或工作环境）中，被评估者的行为不受观察者干扰，按照其本来方式和目标进行所得到的观察。后者指在经过预先设置的情境中所进行的观察。观察内容包括：被

---

① 王登峰.临床心理学［M］.北京：人民教育出版社，1999：3.

评估者的面部表情、行为方式、姿势动作和情绪状态等。观察法最大优点是因其不被受评估者知晓，从而保证了所观察到的内容真实性，不受人为的干扰，具有客观性、直接性，方法简便易行。不足之处是，观察法得到的只是外显行为，因此观察结果的有效性还取决于观察者的洞察能力、综合分析能力等。

（三）会谈法

会谈法也有称做"交谈法""晤谈法"等。其基本形式是一种面对面的语言交流，也是心理评估中最常用的一种基本方法。会谈的形式包括自由式会谈和结构式会谈两种。前者的谈话是开放式的，气氛比较轻松，被评估者较少受到约束，可以自由地展现自我。后者根据特定目的预先设定好一定的结构和程序，对交谈的内容有所限定。较理想的方式是将这两种方法结合起来进行，这样既能使被评估者在自然的氛围中不受拘束的交谈，同时，又可在医生有目的的提问下使谈话内容围绕主题，突出重点。会谈是一种互动的过程。评估者掌握和正确使用会谈技巧是十分重要的。会谈技巧包括言语沟通和非言语沟通（如表情、姿态等）两个方面[①]。在言语沟通中，包括听与说。在非言语沟通中，可以通过微笑、点头、注视、身体前倾等表情和姿势表达对被评估者的接受、肯定、关注、鼓励等情感，从而促进被评估者的合作，启发和引导他（她），将问题引向深入。

（四）作品分析法

作品分析法也称产品分析法。指被评估者的各种作品（如笔记、作业、日记、文章、绘画、书信、工艺品等）进行分析研究，了解作品的来由背景，发现问题，把握特点和规律的方法。该方法可用于智商测试，作品是反映心理活动的重要窗口，通过对作品的分析研究，可以深入地了解一个人的精神层面，比如兴趣、爱好、理想、知识面等都可以从中反映出来。此外，从作品的内容、作品完成过程和质量中

---

① 刘世宏，高湘萍，徐欣颖 . 心理评估与诊断［M］. 上海：上海教育出版社，2017：12.

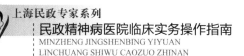
往往也能呈现出被评估者智商和个性特征。通过分析这些作品可以客观有效地评估其心理水平和心理状态，并且可以作为一个客观依据留存。

（五）心理测试法

在心理评估中，心理测试占有十分重要的地位 ①。心理测试可以对心理现象的某些特定方面进行系统评定，并且测试一般遵循标准化、数量化的原则，所得到的结果可以参照常模进行比较，避免了一些主观因素的影响。心理测试法主要是运用标准化的量表对被评估者的症状、功能、智力、人格等情况进行评估的方法。按照量表的结构可分为等级量表和累加性量表，按照其用途可分为诊断量表、症状评定量表、功能评定量表、药物副反应量表等。量表的可靠性在很大程度上取决于评定量表的信度和效度。

1. 等级量表

等级量表为半定量评定，将评定所产生的资料按特定标准分成若干等级，如分为0、1、2或1、2、3、4、5、6等不同等级。等级量表的优点是能够对其评定各个条目进行相对的量化，结果较直观，因此成为目前常用的测量工具；但主要缺点是无法确切在等级间均匀划分，即等级之间没有明确的度量单位，故这种量表相对比较粗糙。

2. 累加性量表

累加性量表法是将各项目分值相加得出总分，根据总分的数值评定其功能状况。比如：简明精神状态检查表（MMSE），一共30个条目，总分30分，每回答或操作正确一条记"1"分，错误记"0"分。分数越高越正常，分数越低认知缺损可能越大，其分界值以下认知缺损可能，如文盲组分界值为17分，即≤17分可能为认知缺损。

---

① 童辉杰.常用心理障碍评估与治疗手册［M］.上海：上海教育出版社，2007：6.

3. 症状评定量表

症状评定量表是专门对各种精神症状进行测评的工具，作为被评估者治疗前后精神症状变化的客观依据。常用于评定精神病性症状量表有：简明精神病量表（BPRS）、阴性症状量表（SANS）、阳性症状量表（SAPS）、阳性和阴性症状量表（PANSS）和 Krawiecka 症状量表等。专用于情感障碍的量表，如 Beck-Rafaelsen 躁狂量表（BPMS）、汉密顿抑郁量表（HAMD）等。

4. 功能评定量表

精神疾病痊愈的重要参考指标之一就是社会功能恢复情况，而功能评定量表是专门对其社会功能和生活功能进行测评的工具，也是进行康复分类的主要评定工具。精神科常用的功能量表有：社会功能缺陷筛选量表（SDSS）、住院精神病人康复疗效评定量表（IPROS）、住院精神病人社会功能评定量表（SSPI）、住院精神病人日常生活能力评定量表（ADLPI）等。

心理测试应注意的问题：（1）要注意对测试者的隐私加以保护。在未征得其同意之前，不能公布测试者的心理测试结果。（2）要有严格的程序。从心理测试准备，到实施，以致最后测试结果的评判，必须遵循程序。(3)心理测试的结果不能作为绝对的评定依据，应综合分析，客观评价。

二、常用的评估工具

心理评定量表是心理评定所用工具，简称评定量表[①]。即对心理现象的观察所得印象进行质的描述或量化的标准划定式测查程序。其中应用于心理卫生健康领域的为心理卫生评定量表。按评定方式分为自评量表、他评量表。本次将介绍精神科住院患者常用的他评量表，主要从精神症状、药物疗效副作用、个人社会功能等多维度评估患者，帮助精神科临床和研究。具体常用评估工具介绍见表 3.3。

---

① 张明园，何燕玲 . 精神科评定量表手册 . 湖南：湖南科学技术出版社 .2015.

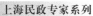

表 3.3　常用评估工具表

（一）常见症状量表简介

量表名称	量表结构简介	结果分析简介
1. 简明精神病量表（BPRS）	共 18 项，分焦虑忧郁、缺乏活力、思维障碍、激活性、敌对猜疑 5 个因子。各项 1—7 分 7 级评分。（详见附录 1 表 1）	（1）总分（18—126 分）反映疾病严重性，总分越高，病情越重。（2）单项分（1—7 分）反映靶症状分布及治疗效果。（3）因子分（症状群）反映疾病的临床特点，并可据此画出症状廓图，是常用的统计指标。
2. 阳性与阴性症状量表（PANSS）	共 30 项，分阳性量表、阴性量表、一般精神病理量表 3 个因子，归纳有 6 组症状群：反应缺乏、思维障碍、激活性、偏执、抑郁、攻击性。各项 1—7 分 7 级评分。（详见附录 1 表 2）	（1）总分：30 项得分总和。反映疾病严重性，总分越高，病情越重。（2）单项分（1—7 分）反映靶症状分布及治疗效果。（3）因子分：反应精神症状（症状群）的严重程度，也可作为靶症状的改善或消失的观察来衡量某种治疗或干预措施的效果。
3. 阳性症状定量表（SAPS）	共 34 项，分幻觉、妄想、怪异行为、阳性思维障碍 4 个因子分。各项 0—5 分 6 级评分。（详见附录 1 表 3）	（1）总分（0—170 分）：单项分总和，反映阳性症状的严重程度。（2）单项分（0—5 分）反映靶症状分布及治疗效果。（3）因子分：反映 4 种具体的阳性症状的严重程度，也可作为靶症状的改善或消失的观察来衡量某种治疗或干预措施的效果。
4. 阴性症状定量表（SANS）	共 24 项，分情感平淡或迟钝，思维贫乏，意志缺乏，兴趣社交缺乏，注意障碍 5 个因子。0—5 分 6 级评分。（详见附录 1 表 4）	（1）总分（0—120 分）：单项的总和，反映阴性症状的严重程度。（2）单项分（0—5 分）反映靶症状分布及治疗效果。（3）因子分：反映 5 种具体的阴性症状的严重程度，作为靶症状的改善或消失的观察来衡量某种治疗或干预措施的效果。
5. 汉密顿抑郁量表（HAMD）	共 24 项，分焦虑 / 躯体化、体重、认知障碍、日夜变化、阻滞、睡眠障碍、绝望感 7 个因子。各项 0—4 分 5 级评分。（详见附录 1 表 5）	（1）总分：反映病情严重程度，即病情越轻，总分越低；病情越重，总分越高。总分超过 35 分，可能为严重抑郁；超过 20 分，可能是轻或中等抑郁；如小于 8 分，没有抑郁症状。（2）因子分（症状群）反映疾病的临床特点，并可据此画出症状廓图，是常用的统计指标。

（续表）

（一）常见症状量表简介

量表名称	量表结构简介	结果分析简介
6. 汉密顿焦虑量表（HAMA）	共14项，分躯体性焦虑、精神性焦虑两大因子。项目采用各项0—4分的5级评分法。（详见附录1表6）	（1）总分：反映病情严重程度，总分越高病情越重。总分≥29分，可能为严重焦虑；≥21分，有明显焦虑；≥14分，肯定有焦虑；≥7分，可能有焦虑；<6分，没有焦虑。一般以HAMA14项总分14分为分界值。（2）因子分（症状群）反映疾病的临床特点，并可据此画出症状廓图，是常用的统计指标。
7. Young躁狂评定量表（YMRS）	共有11项，分为5级（0—4分），但其中第5、6、8、9项的5级则分别评为（0、2、4、6、8分）。（详见附录1表7）	总分：0—44分，一般0—5分为无明显躁狂症状；6—10分为有肯定躁狂症状，22分以上有严重躁狂症状。
8. 简易精神状态检查量表（MMSE）	共30项，每项1分，正确1分，错误0分。包含定向、记忆、注意和计算、物体命名、言语复述、阅读理解、语言理解、检测言语表达、图形描画。（详见附录1表8）	总分：0—30分。分界值：文盲组（未受教育）17分；小学组（教育年限≤6年）20分；中学或以上组（教育年限>6年）24分。分界值以下认知缺损可能，分数越低认知缺损可能越大。认知缺损筛选工具之一。
9. Hachinski缺血指数量表（HIS）	血管性痴呆简易检查量表。常作为对血管性痴呆与老年性痴呆（即Alzheimer病）的鉴别工具，由13个项目组成。阴性计分均为0分，阳性计分第2、4、5、6、7、8、9、11项计1分；第1、3、10、12、13项为2分。（详见附录1表9）	Hachinski与Rosen两种记分法。Hachinski法总分系全部13项的累计总分，满分为18分，得分在4分以下的，属老年性痴呆；7分及以上的，则属血管性痴呆。Rosen法总分仅取第1、2、5、7、8、9、10、11、12、13等9个项目，各项计分同上，最高13分，大于4分的属血管性痴呆。

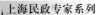

（续表）

（一）常见症状量表简介

量表名称	量表结构简介	结果分析简介
10. 护士用住院病人观察量表（NOSIE）	共30项，分成7个因子分，分别是：社会能力、社会兴趣、个人整洁、激惹、精神病表现、迟缓、抑郁，评分为0—4分5级评分。（详见附录1表10）	（1）总积极因素为社会能力、社会兴趣、个人整洁之和，总消极因素为激惹、精神病表现、迟缓、抑郁之和。（2）病情总估计：（128+总积极因素—总消极因素）。适用于慢性精神分裂症状等精神病性障碍者，还可适用于老年期痴呆及精神发育迟滞患者。（3）因子分（症状群）反映疾病的临床特点，并可据此画出症状廓图，是常用的统计指标。

（二）常见疗效量表简介

量表名称	量表结构简介	结果分析简介
1. 疗效总体评定量表（CGI）	量表分SI、GI和EI。病情严重程度（SI）：（0—7）；疗效总评（GI）：（0—7）；疗效指数（EI）EI=疗效分/不良反应分（0—4.00）。（详见附录2表1）	用于任何精神科治疗和研究对象。（1）根据具体患者的病情与同一研究的其他同类患者比较，作出评定（0—7）。（2）根据被评者目前病情与入组时相比，作出评定（0—7）。（3）疗效指数：综合治疗效果和治疗引起不良反应的评定（0—4.00）。药理学研究中，1.0以上者所研究的药物方有价值。
2. 药物副作用量表（TESS）	共35项。分行为毒性、化验异常、神经系症状、植物神经症状、心血管系症状和其他症状6个因子。严重程度、与药物关系分为0—4共5个等级；处理栏分为0—6共7个等级。（详见附录2表2）	（1）TESS反应药物不良反应，不良反应与药物之间的关系，对躯体影响及躯体的耐受性。（2）不良反应严重程度高，不良反应分值高；与药物的关系越密切，与药物关系分值越高；躯体不耐受处理分值越高。

（续表）

（三）常见康复评定量表

量表名称	量表结构简介	结果分析简介
1. 住院精神病人社会功能评定量表（SSPI）	共 10 项，各项 0—2 分的 3 级评分。（详见附录 3 表 1）	总分（0—20）：反映社会功能缺陷的严重程度，得分越高缺陷越重。作为评定精神残疾等级的依据（具体详见康复分类章节）：1 级（极重度）2 级（重度）3 级（中度）4 级（轻度）5 级（不属精神残疾）
2. 日常生活能力量表（ADL）	共 14 项包括两部分内容：躯体生活自理及工具性日常生活能力。各项 1—4 分的 4 级评分法。（详见附录 3 表 2）	（1）低于 16 分，为完全正常，大于 16 分有不同程度的功能下降。（2）单项分 1 分为正常，2—4 分为功能下降。（3）凡有 2 项或 2 项以上 ≥ 3，或总分 ≥ 22 分，为功能有明显障碍。
3. 住院精神病人日常生活能力评定量表（ADLPI）	包括 26 个项目，各项 1—4 分的 4 级评分法。分三个因子：自身照料能力、工具操作能力及日常需求规范。（详见附录 3 表 3）	（1）反映日常生活能力的水平，得分越高，能力越差。（2）因子分反映 3 种日常生活能力水平，也可作为康复训练对靶症状的改善干预效果。（3）康复分类标准之一。（具体详见康复分类章节）
4. 个人和社会功能量表（PSP）	有 4 个维度（社会中有用的活动、个人和社会关系、自我照料、干扰和攻击行为）1 个总分。总分是个 1—100 分的单项评定量表，分为相等的 10 个等级列于上表，从功能良好乃至优秀（91—100 分）到完全丧失社会功能并有危险性（1—10）。（详见附录 3 表 4）	4 个维度从无到非常严重，反应患者社会功能受损程度；总分越高，指患者的人际社会功能越好。根据功能水平，总评分大致分为 3 个层次：71—100 分：表示仅有轻度困难。31—70 分：表示有不同程度的残疾。0—30 分：表示功能极差，患者需要加强支持或密切监护。

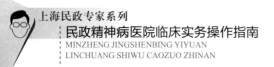

三、常用分类康复评估方法

精神分裂症慢性期患者随着年龄和病程的延长衰退程度也相应加重，若将他们不加区别、不分轻重集中管理和康复，使他们难以最大限度地恢复功能，甚至出现停滞不前或倒退的情况。2003 年起本院制定住院精神病人分类康复方案（详细内容请见第二章第四节），并配套进行分类康复评估。

1. 目的

将患者按实际情况划分出不同的等级，轻重的层次拉开，同一等级中患者存在的问题相对集中，更便于有针对性的进行各类患者的康复。

2. 分类级别

共分为四个等级，分别包括一类（极重度功能减退）、二类（重度功能减退）、三类（中度功能减退）和四类（轻度功能减退），其中一类最重，四类最轻。

3. 评定工具

主要以患者残存的功能作为分类标准，包括社会功能和日常生活能力等，故选用了如下两张量表：

（1）住院精神病人社会功能评定量表（SSPI）[1]：由北京民康医院郭贵云院长等人于 1993 年，依据住院病人特点，参照同类功能量表（SDSS）的内容编制而成，最大的特点是适合于住院精神病人使用，并可进行精神残疾的分级。（量表见附录 3 表 1）

（2）住院精神病人日常生活能力评定量表（ADLPI）[2]：由上海市民政第一精神病院盛嘉玲等人于 2002 年根据长期住院精神病人特点，参

---

[1] 王善澄. 住院精神病人社会功能评定量表（SSPI）. 实用康复精神医学［M］，第 1 版. 长沙：湖南科学技术出版社，1997，301—304.

[2] 盛嘉玲，丁元元，孙忠等. 住院精神病患者日常生活能力评定量表的信度及效度检验［J］. 中国临床康复，2004，8（12）：2201—2203.

照日常生活能力量表（ADL）等量表编制而成。在 ADL 的基础上进行了修订，选用长期住院的精神病人的生活项目，更适合于住院的慢性精神病人使用。（量表见附录 3 表 3）

4. 分类评估方法

（1）精神残疾等级评估方法：主要通过 SSPI 量表进行残疾等级划分，SSPI 量表包括 10 个项目，取 0、1、2 分 3 级评分标准，0 分 = 无异常，1 分 = 确有功能缺陷，2 分 = 严重功能缺陷。然后根据评分结果划分残疾等级，其中一级残最重，四级残最轻，五级是无残疾，具体划分标准见表 3.4。

表 3.4　精神残疾等级划分标准表

精神残疾等级	等级划分标准
一级残	≥ 3 项被评为 2 分者
二级残	有 2 项被评为 2 分者
三级残	只有 1 项被评为 2 分者
四级残	≥ 2 项被评为 1 分者

（2）自理能力评估方法：主要通过 ADLPI 量表来评定，ADLPI 量表包括 26 个项目，取 1—4 分的 4 级评分，1 分 = 无异常，完全自理，2 分 = 自理能力轻度下降，3 分 = 需督促或协助下完成，4 分 = 不能完成自理任务。根据评分结果划分分类等级，三张分量表总评分均为 4 分者一类（极重度）；3 分者为二类（重度）；2 分者为三类（中度）；1 分者为四类（轻度）。

（3）分类结果：有了上述评估标准和方法，即可完成最终的分类。将残疾等级，和 ADLPI 分量表的评分结果相结合便得出分类结果。由于 ADLPI 三个分量表（自身照料能力、工具操作能力和日常要求和规范）分别代表三方面的能力，而每个人三方面能力略有差别，故对每个等级做了限定，在括号内说明，即出现这些情况是允许的，具体划分标

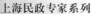

准见表 3.5。

表 3.5　分类评估标准表

类别 等级	残疾等级 （SSPI 量表）	自理能力等级（ADLPI 量表）
一类	一级残	11、19、26 项中均为 4 分（或至少有 2 个 4 分，另一个不能为 1 分）
二类	二级残	11、19、26 项中均为 3 分（或至少有 2 个 3 分，另一个不能为 1 分）
三类	三级残	11、19、26 项中均为 2 分（或至少有 2 个 2 分，另一个不能为 4 分）
四类	四级残	11、19、26 项中均为 1 分（或有 1 个 2 分者）

注：11、19、26 项分别是三张分量表总评项

5. 计算机自动分类系统

有了大量的临床实践，便萌生计算机分类的想法，最终完成计算机自

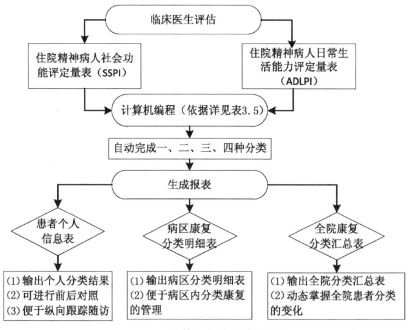

图 3.24　计算机自动分类流程图

动分类系统。即临床医生只要根据病人情况在电脑上完成两张量表的评分，计算机便能够自动显示分类结果，并同时完成各种报表，由于民政患者大部分长期住院，更有利于完成动态跟踪随访。具体流程见图3.24。

6. 分类康复评估流程

患者分类评估由床位医生完成。长期住院患者一般于每年年底评定一次，新入院病人入院时完成初评，年底进行复评。评估结果先交病区主任审核，之后报医务科进行全院患者分类汇总，最后将汇总结果报康复社工部，按照各分类标准组织分类康复训练。具体评估流程见图3.25。

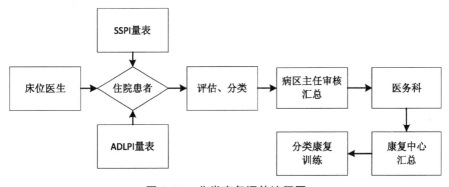

图 3.25　分类康复评估流程图

（彭　红、戴晶璟、盛嘉玲）

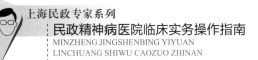

第五节　常见精神科医疗操作流程

一、入院患者医疗操作流程

来诊患者有三种情形：自愿住院、非自愿住院和疑似精神障碍患者，本文以非自愿住院治疗的精神障碍患者办理入院为例，制定入院流程。

（1）对象：非自愿住院治疗的精神障碍患者。

（2）目的：须符合《精神卫生法》住院原则，达到尊重人权、保护患者权利，规范入院患者的诊疗行为。

（3）流程图见图3.26。

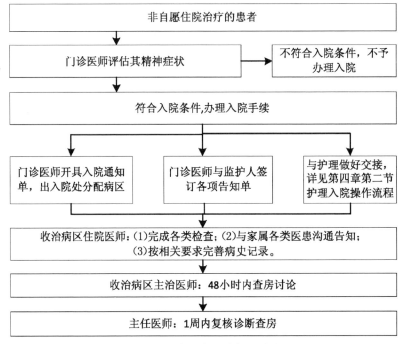

图 3.26　入院患者医疗操作流程图

注明：

（1）门诊告知内容：开具《入院通知单》，签署《门（急）诊诊疗

告知书》《非自愿（自愿）住院通知书》《非自愿（自愿）住院知情同意
书等表单》。

（2）住院告知：《精神科住院治疗知情同意书》《非自愿住院知情同
意书》。病区经治医师根据患者情况，完善《临床医疗谈话记录》。另根
据需要签订《监护人授权委托书》。

二、正式出院患者医疗操作流程

实施住院治疗后，其监护人要求患者出院，医疗机构均应当同意。
提出出院要求可以是自愿住院治疗的患者，也可能是非自愿住院治疗的
患者，本文以非自愿住院治疗的患者正式出院为例，制定出院流程图。

（1）对象：非自愿住院治疗的患者。

（2）目的：规范患者出院流程，做好医患者沟通。

（3）流程图见图 3.27。

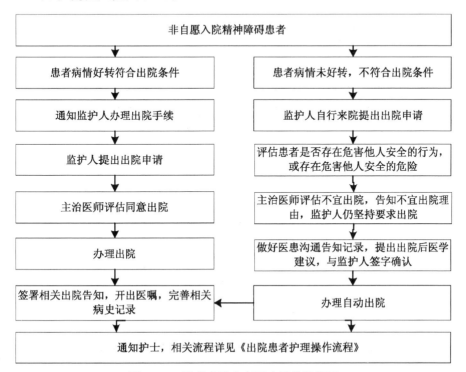

图 3.27　正式出院患者医疗操作流程图

注明：

（1）出院带药医嘱：出院带药包括精神科药物在内不超过 5 种药，每种药量不超过 2 周。

（2）与监护人出院告知，签名有 4 处：出院申请单、出院通知单（二联单）、住院患者正式（或自动）出院知情同意书及临床医疗谈话记录（根据患者具体情况）。

三、转区患者医疗操作流程

（1）对象：住院精神障碍患者，经病情评估不适合现住病区继续治疗。

（2）目的：规范住院患者转区诊疗行为，做好医护沟通。

（3）流程图见图 3.28。

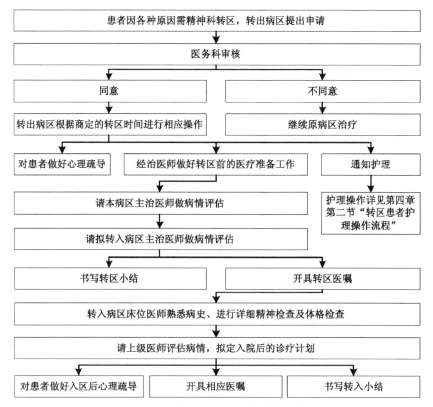

图 3.28　转区患者医疗操作流程图

注明：

转区医嘱开临时医嘱"转＊＊区"，并停本区一切长期有效医嘱。经治医师完成转出记录（包括转出病区、接收病区主治医师查房录）。

四、假出院患者医疗操作流程

（1）对象：非自愿住院患者监护人或自愿住院患者提出假出院申请，经病情评估符合请假离院。

（2）目的：须符合《精神卫生法》请假离院原则，规范请假离院诊疗行为。

（3）流程图见图3.29。

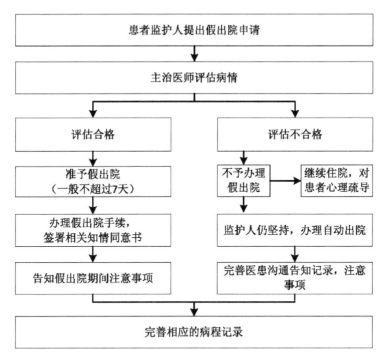

图3.29　假出院患者医疗操作流程图

注明：

相关表单为：假出院须知、假出院知情同意书、假出院通知单、谈话记录（有躯体疾病或其他需要时）。

五、外院就诊患者医疗操作流程

（1）对象：住院精神障碍患者，出现躯体疾病，需其他科明确诊断或进一步治疗的。

（2）目的：做好医护配合，有序、及时送患者外院就诊，规范送诊行为。

（3）流程图见图 3.30。

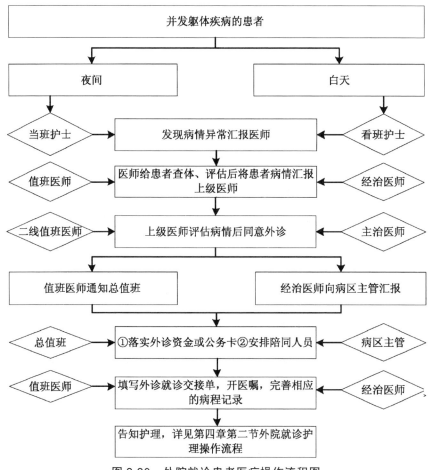

图 3.30　外院就诊患者医疗操作流程图

注明：

如外诊后患者需外院留观的：长期医嘱只保留"精神科护理常规"。

六、假出院返院患者医疗操作流程

（1）对象：假出院返院的住院精神障碍患者

（2）目的：做好医患沟通，详细了解患者假出院期间的情况，以备后续的治疗调整。

（3）流程图见图3.31。

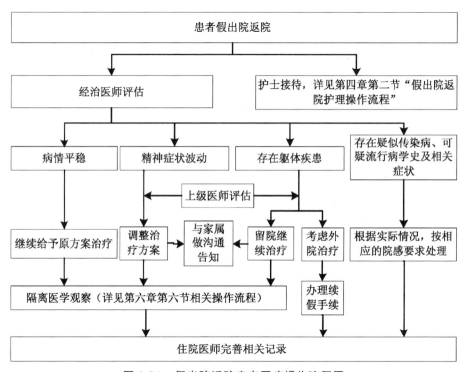

图 3.31　假出院返院患者医疗操作流程图

注明：

床位医师对返院后的患者及时跟进精神科量表评估、三级查房，以及后续的治疗调整。

七、外院就诊返院患者医疗操作流程

（1）对象：由本院职工或家属带至外院就诊的精神障碍患者。

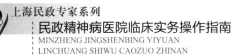

（2）目的：做好返院后医患沟通，规范诊疗行为，进一步完善各项检查、治疗。

（3）流程图见图 3.32。

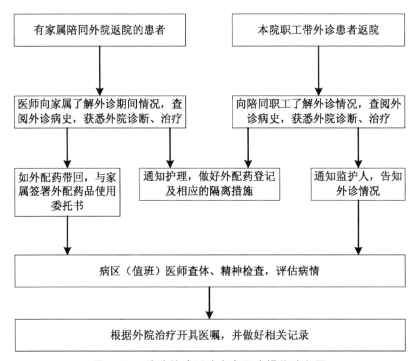

图 3.32　外院就诊返院患者医疗操作流程图

注明：

（1）返院记录中需描述陪同返院家属关系、姓名、外诊医院、外院诊断、阳性检查、治疗概述、疾病转归。

（2）如外诊有大型设备检查后阳性发现，需在主治、主任医师查房中诊断要有相应的分析排查，治疗和注意事项也有所考虑。

八、病情通知医疗操作流程

（1）对象：住院精神障碍患者合并躯体疾病、保护性约束或检查新发现阳性报告等。

（2）目的：做好医患沟通交流，让家属及时知晓患者病情变化，并取得家属支持配合。

（3）流程图见图 3.33。

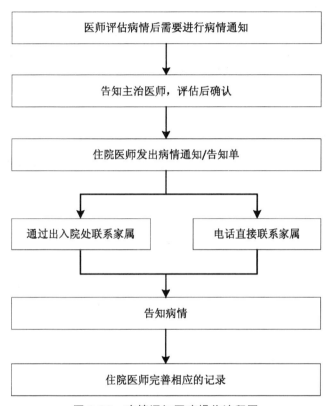

图 3.33 病情通知医疗操作流程图

九、保护性约束医疗操作流程

（1）对象：住院精神障碍患者出现危害自身安全或他人安全的，经心理疏导、隔离观察等无可替代的措施下实施。

（2）目的：须符合《精神卫生法》保护性约束原则，达到尊重人权、保护患者自身和他人，规范保护性约束操作。

（3）流程图见图 3.34。

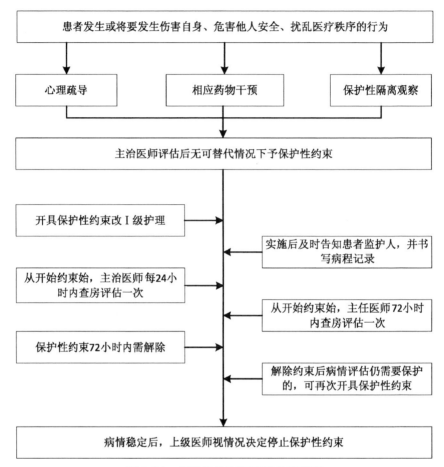

图 3.34 保护性约束医疗操作流程图

注明:

（1）另根据保护性约束患者的病情需要，开监测生命体征。

（2）具体约束部位视情况决定。

（3）主任医师查房不能代替主治医师查房。

（4）在相应的病程记录中作风险评估记录。

十、危重患者救治流程

（1）对象：合并基础躯体疾病的住院精神障碍患者出现病情转危，

生命体征不稳等。

（2）目的：医护人员协力积极抢救的同时规范诊疗行为。

（3）流程图见图 3.35。

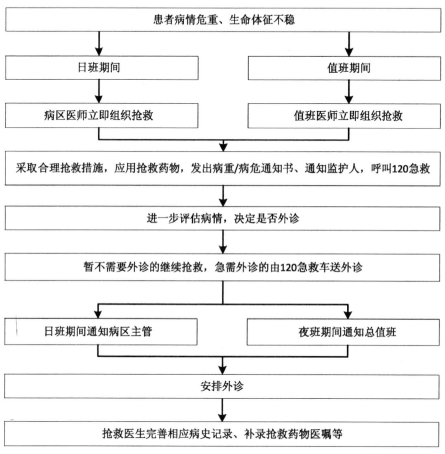

图 3.35 危重患者救治流程图

注明：

（1）做好医患沟通谈话记录，如监护人要求先送患者外诊时，必须和监护人确认外诊医院，等监护人到达后完成假出院的相关手续。

（2）主任医师 24 小时内完成第一次查房，3 天内查房 1 次 / 天；主治医师每天不少于 2 次查房。病情变化即刻记录。临终抢救过程至少

30 分钟。

（3）抢救记录及时记录，未能及时记录者，应在患者抢救结束后 6 小时内完成记录。书写质控台账："抢救病例记录""危重患者查房记录""死亡患者讨论记录"。

十一、死亡患者处置流程

（1）对象：临床宣告死亡的住院精神障碍患者。

（2）目的：规范医学处置，准确录入患者死亡信息录，规范开具死亡证明，做好相关病程记录。

（3）流程图见图 3.36。

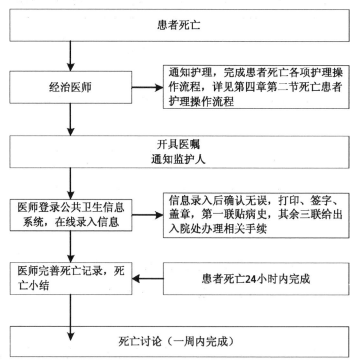

图 3.36　死亡患者处置流程图

注明：

（1）抢救未能及时记录，在患者抢救结束后 6 小时内完成记录。

（2）经治或值班医师登录外网，在线录入死亡信息，确认无误后打印死亡证明单，24 小时内上报平台，特殊情况不超过 48 小时。

（3）死亡证明单打印之后，发现登记信息存在错误的，确认后点击废弃，废弃后系统自动激活死者身份信息，重新登记。打印的纸质证明书废弃，交病案室收集每季度上交区疾控统一销毁处理。

（顾　燕）

第四章　慢性精神障碍患者的护理操作流程

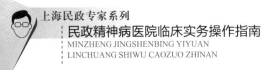
第一节　日常护理安全管理流程

一、沐浴操作流程

1. 目的

规范流程，确保患者沐浴过程中的安全，避免意外事件的发生。

2. 操作前准备

（1）环境准备

根据季节和气温酌情关闭门窗、调节室温。走廊及各通道保持畅通，无障碍。浴室、更衣室门口及走廊均放置防滑地垫。更衣室地面清洁干燥，座椅保持完好，室内光线明亮，必要时开灯。

（2）患者准备：在座位上等候。

（3）用物准备：换洗衣裤、毛巾、洗发水、沐浴乳、拖鞋。

（4）职工准备：医护人员均到岗，6—8人。按岗位流程要求站位，衣帽清洁，洗手、戴口罩，无长指甲，不佩戴首饰。

3. 操作流程

具体见图4.1。

4. 注意事项

（1）沐浴前必须做好评估，包括患者躯体情况，是否能够独立完成，以及评估皮肤情况，有无皮肤破损、皮疹、皮炎等。同时评估环境是否安全，水温、室温适合。

（2）医师、护士、护理员、保洁人员必须全部到岗后才可开始洗澡。浴室里、浴室门口、更衣室、走廊等

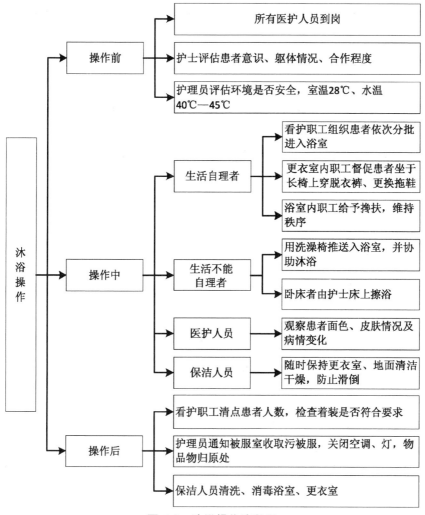

图 4.1　沐浴操作流程图

均有职工协助搀扶，各岗位之间相互衔接，保证患者安全。

（3）沐浴时按座位依次督促患者进入更衣室，每次 6—8 人，避免人多拥挤。

（4）浴室内职工加强看护，防止患者自行调节水温，并随时注意水温情况，防止烫伤。

（5）更衣室内职工帮助患者及时擦干，并协助穿衣裤，防止着凉。

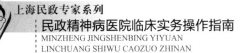

（6）沐浴结束后认真清点患者人数，防止将患者遗留在浴室或更衣室内。

二、洗漱操作流程

1. 目的

确保患者洗漱过程中的安全有序，防止跌倒的发生。

2. 操作前准备

（1）用物准备：毛巾、脸盆、牙膏、牙刷、漱口杯、长柄棉签、温开水、0.9% 生理盐水、弯盘、吸管、手电筒。

（2）患者准备：坐于座位上，听从职工的安排。

（3）环境准备：盥洗室光线明亮，地面无积水、无障碍物。

（4）人员配备：两名护理人员。

3. 操作流程

具体见图 4.2。

4. 注意事项

（1）二名护理人员相互衔接不得脱岗。

（2）分批安排患者到盥洗室洗漱，以 5—10 人为宜，之后出来一人进去一人。

（3）对于行走不稳、跌倒高风险的患者安排在最后洗漱，由职工搀扶，协助料理。

（4）洗漱结束后护理员按床号放置洗漱用具，确保患者一人一刷一巾。

（5）洗漱结束后护理员及时关灯、关门，拖干走廊地面，防止患者滑倒。

（6）洗漱用品按院感要求每周洗涤消毒一次。

三、就餐操作流程

1. 目的

规范流程，确保患者在就餐期间的安全，不发生噎食、窒息等意外。

2. 操作前准备

（1）环境准备：环境整洁、安全。

（2）患者准备：洗手后在座位上等候，避免走动。

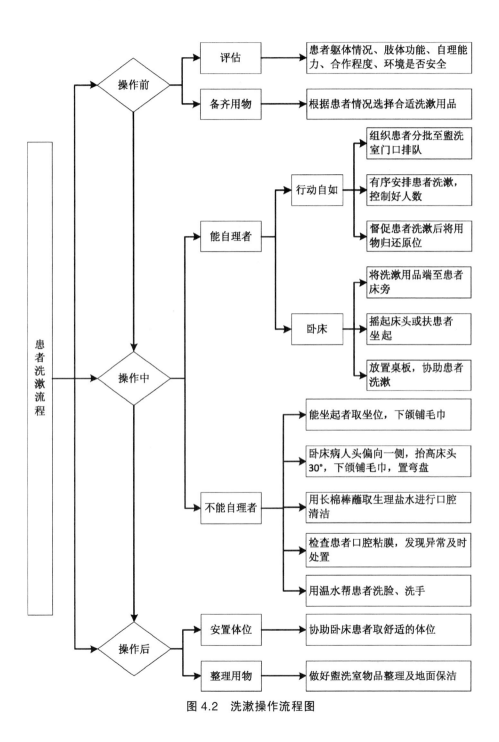

图 4.2　洗漱操作流程图

（3）用物准备：500 mg/L有效氯消毒液擦拭餐桌，清点碗筷和调羹，接收饭车，按膳种类进行核对、签收。

（4）职工准备：医护人员均到岗，7—8人。洗手、戴口罩、戴饭兜和袖套。

3．操作流程

具体见图4.3。

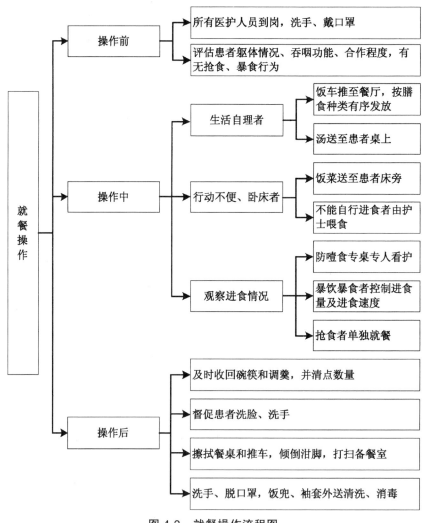

图4.3 就餐操作流程图

4．注意事项

（1）进备餐室的人员必须持有健康证。

（2）患者就餐时所有医护人员、保洁工均到岗，各岗位之间相互衔接，不脱岗。

（3）就餐前先评估患者躯体情况，有无脑器质性疾病、意识障碍、吞咽困难、咀嚼功能低下等，以及有无抢食、暴饮暴食、不能自行进食等情况。

（4）就餐时，饭菜、粥、面等必须放至温热后才可以发放，避免烫伤。

（5）医护人员密切观察患者进食情况，不可催促，督促吞咽困难者先喝汤水，防止噎食。

（6）就餐前后认真清点碗筷和调羹数量，防止患者藏匿，作为自伤、伤人工具。

四、自备食品发放操作流程

1．目的

（1）确保患者进食安全，组织有序。

（2）在进食过程中避免发生抢食、暴食、噎食等意外。

2．操作前准备

（1）用物准备：食品车、速干手消毒液、垃圾分类桶、小碗、水果刀。

（2）护士准备：洗手、戴口罩，查看食品袋上名字是否清晰，将食品分类放于食品车上。

（3）看护职工准备：消毒桌子，准备好温开水和茶杯，发放到患者桌上。

（4）患者准备：有自备食品的患者洗手就座。

（5）环境准备：宽敞、光线适宜。

（6）职工配备数：2—3 名。

3．操作流程

具体见图4.4。

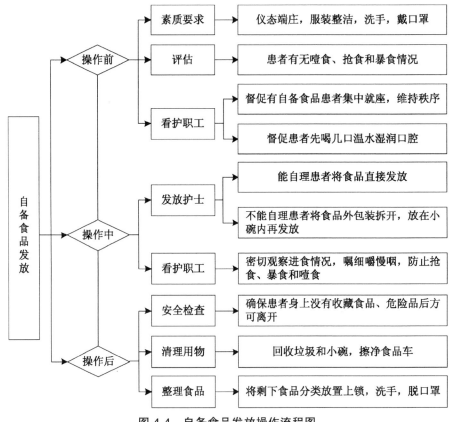

图 4.4　自备食品发放操作流程图

4．注意事项

（1）发放自备食品前应检查食品，如有变质和腐烂水果，应及时告知患者并立即处理。

（2）有抢食、暴食行为的患者与其他患者分开，由专人看护下进食；卧床患者先将其扶起，摇高床头后再协助进食；吞咽困难、易噎食患者忌食粘性较强的食物，如糕团等，将大块食品分成小块，再缓慢进食，必要时给予喂食。

（3）护士发放自备食品时要适量发放。

（4）做好安全检查，如易拉罐拉环、罐头等直接回收，防止病人作为自伤工具。

五、室外活动操作流程

1. 目的

（1）规范患者室外活动操作流程。

（2）确保患者在转移过程中及在室外活动过程中的安全。

2. 操作前准备

（1）查看即刻天气情况，体感温度。

（2）确定病情允许参加户外活动的患者。

（3）户外环境安全检查。

（4）职工配备数：3—5名。

3. 操作流程

具体见图 4.5。

4. 注意事项

（1）组织患者室外活动前，应先检查室外环境，确保无危险品，垃圾桶等物品靠墙摆放，确保配备合适的职工数的情况下才能组织患者室外活动。

（2）组织患者去室外，应先安排好重点患者，安排的位置要便于职工观察，再安排一般患者。

（3）整个过程中职工应密切注意观察患者动态变化。

（4）职工应适时组织患者上厕所。

（5）患者需要吸烟时，职工应督促患者坐于座位上，由职工负责点烟，维持良好的秩序。

（6）室外活动结束后，职工之间应按转移原则相互协作，环环紧扣，避免有患者遗留室外。

六、护送患者外出治疗检查操作流程

1. 目的

（1）规范患者外出治疗、检查操作流程。

（2）确保患者在外出治疗、检查期间的安全，预防意外事件发生。

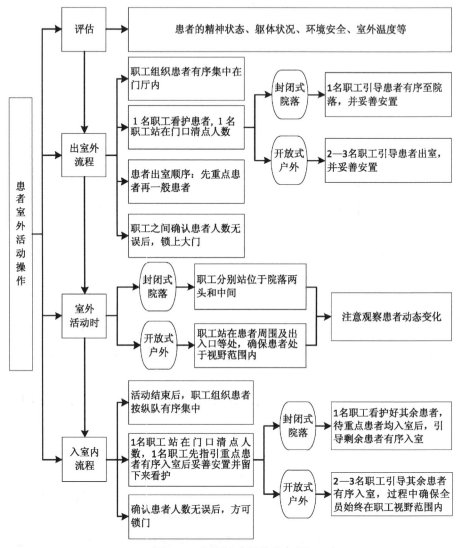

图 4.5　室外活动操作流程图

2. 操作前准备

（1）当班与办公护士进行核对。确认包括：检查的项目、患者及人数，然后与护送职工做好交班。护送职工带患者离开病室时应与相关看护职工做好衔接。

（2）根据患者的人数、病情、护理级别配备适当的护送职工人数。

（3）根据各种检查的要求确认患者是否已做好检查前的准备，如空腹B超，患者是否空腹状态；男性泌尿系统B超检查时患者是否已憋尿等。

（4）护送职工检查患者着装是否适宜，并指导患者按秩序排队，带好相关登记本。

3．操作流程

具体见图 4.6。

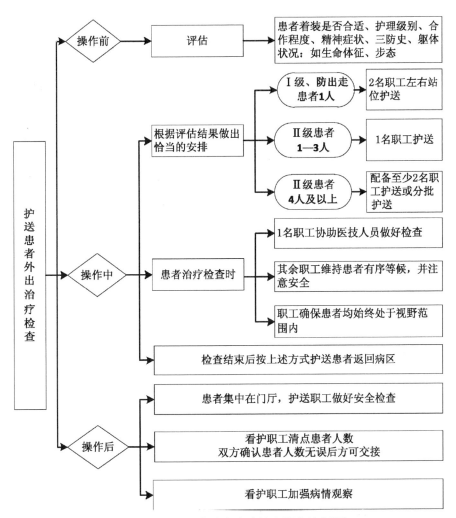

图 4.6　护送患者外出治疗检查操作流程图

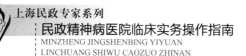

4．注意事项

（1）护送过程中职工按一头一中一尾的位置护送，患者尽量集中在中间，队伍不要拉得过长。路遇转弯时，职工必须放慢速度，在转弯处等待病员依次通过。

（2）在路遇台阶时，职工应提醒患者放慢速度，必要时给予搀扶，做好防跌倒措施。如患者行走不便，职工应使用轮椅护送。

（3）集体性外出检查，应做到医师、护士、护理员三集中。

（4）康复治疗时患者由康复指导员接送，病区职工应与康复指导员做好交接班，认真清点人数。

（5）患者外出参加大型康复活动时，由康复指导员和病区安排的职工共同管理，活动过程中加强看护，防止走失。

（6）对外出检查极度不配合的患者，应告知床位医生，开具床边检查的医嘱，由辅助科室上门检查。

（7）患者外出检查或治疗过程中如发生意外，一名职工处理突发情况，另一名职工看护其他患者，并安抚患者的情绪。

七、巡视操作流程

1．目的

（1）规范巡视操作流程。及时发现异常情况，给予正确处置。

（2）观察患者病情变化及动态变化，及时处置突发事件，了解患者的需求，提供生活帮助。

2．操作前准备

（1）夜间巡视携带手电筒。

（2）检查巡更设备性能是否良好。（适用于有巡更设备的单位）

3．操作流程

具体见图4.7。

4．注意事项

（1）中夜班护士、护理员巡视各自包干的范围，一般情况下不能代为巡视，如护士在抢救患者，可告知护理员代为巡视，但必须在巡视单

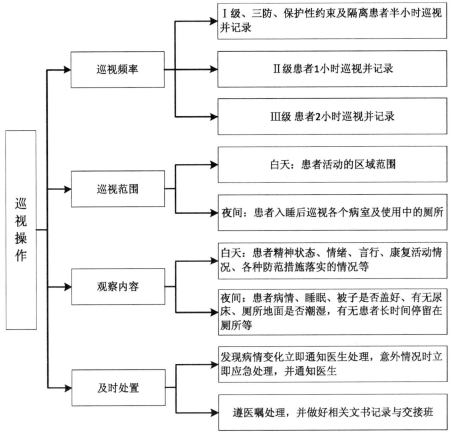

图 4.7　巡视操作流程图

上注明。如病区有Ⅰ级患者等情况，护士长可将巡视范围做临时调整，护士以看护重点患者为主。

（2）如当班职工身体不适白天需请示病区主管，夜间需请示总值班，不得擅自离岗。

（3）每次巡视时间与上一次巡视时间延后不得超过 15 分钟，但每个规定的时间段必须巡视 1 次。

（4）职工应爱护巡更设备，做好交接验收，发现巡更设备电量不足时应及时充电。（本条适用于配有巡更设备的单位）

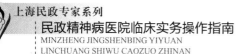

八、口服给药操作流程

1. 目的

确保患者服药安全，组织有序，提高患者对服药的依从性，防止藏药。

2. 操作前准备

（1）用物准备：发药车、给药单、速干手消毒液、压舌板、手电筒、茶杯及温开水。

（2）护士准备：衣帽整洁，洗手，戴口罩。

（3）环境准备：安全清洁，光线适宜。

（4）患者准备：上厕所，洗手，坐于自己座位。

（5）职工配备数：2—3 名。

3. 操作流程

具体见图 4.8。

4. 注意事项

（1）发药顺序：先合作患者，再危重卧床、行走不便患者；服药不合作者放在日班发放，必要时医生一起参与。

（2）发药时，护士采用以下身份识别：呼叫患者姓名、看腕带、面容和桌卡，确认其身份后方可发药。

（3）服药后，密切观察患者服药后反应，对有引吐行为的必须在护士视线内停留 15 分钟，以防吐药。

（4）发药过程中护士和护理员相互衔接好，患者必须在职工视野范围内，避免脱岗。

（5）做好患者药物宣教，正确指导用药及预防和应对药物不良反应的方法，增强患者对药物治疗的依从性。

九、测量体温操作流程

目前常用体温计有三类，水银体温计、电子体温计、红外线体温计，其中红外线体温计又分为耳温计和额温计。目前我院使用的是水银

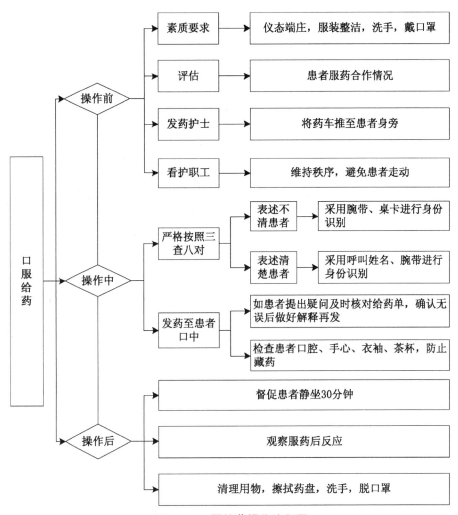

图 4.8　口服给药操作流程图

体温计和耳温计。

　1．目的

（1）确保准确测量患者体温，做到无遗漏。

（2）规范测体温流程，确保患者安全。

　2．操作前准备

（1）护士准备：着装整洁，洗手，戴口罩。

（2）患者准备：督促患者上好厕所，安静就座。

（3）用物准备：治疗车，治疗盘，速干手消毒液，耳温计，体温计，消毒纱布。

（4）职工配备数：4—5名。

3．操作流程

具体见图4.9。

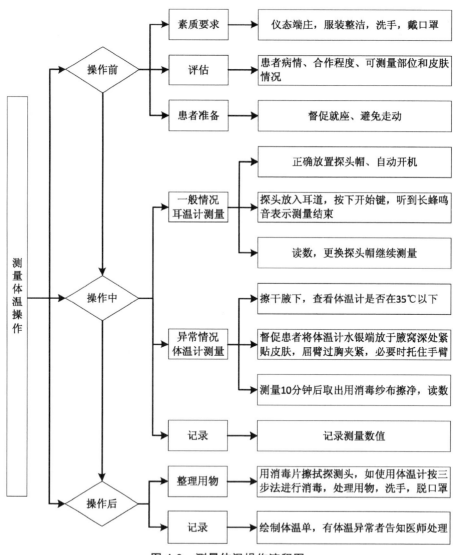

图 4.9　测量体温操作流程图

4. 注意事项

（1）耳温计测量

① 测量时，套入耳温计专用探头套后，机器自动开机。

② 等待——℃符号出现时，才能测量。

③ 把耳道拉直确保红外线感应到鼓膜温度，将探头柔和地放入耳道后按下 start 键，待听到长蜂鸣音声后，显示器上查看测量结果。

④ 测量结束，裸机插入机壳内保存，避免摔或撞坏机器。

⑤ 左耳和右耳测量会有误差，因此应在同一侧耳内测量。

⑥ 红外耳温计的探头帽只能一次使用。

⑦ 确保耳道清洁以便进行准确测量。

⑧ 下述情况应等待 20 分钟：侧卧时压住一侧耳朵；耳朵被覆盖；暴露在过冷或过热的温度下；洗浴之后；对戴耳塞或助听器的要摘掉后等待 20 分钟。

⑨ 不要用酒精之外的化学试剂清洁探头窗口，用 75% 酒精消毒片擦拭窗口，清洁后至少干燥 5 分钟，再进行测量。

⑩ 探头窗口及探头帽受损、污染或有耳垢都会影响测量准确性。

（2）体温计测量

① 测量体温前后均要清点体温计数目，发现缺少，及时追查同时报告护士长。

② 患者处于安静清醒状态，保持坐姿。

③ 检查体温计完好性及水银柱是否在 35 ℃以下。

④ 意识不清或不合作的患者测量体温时，护理人员应当守候在患者身旁。

⑤ 如有影响测量体温的因素时，应当推迟 30 分钟测量。

⑥ 发现体温和病情不符时，应当复测体温。

⑦ 极度消瘦的患者不宜测腋温。

⑧ 精神科患者不可采用口表测温，应使用腋表。看护职工应加强看护，防止患者将体温表放入口腔内。如患者不慎咬破体温计，应立即清除口腔内玻璃碎片，再口服蛋清或牛奶延缓汞的吸收，若病情允许，

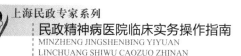

口服富含纤维食物，促进汞的排泄 ①。

⑨ 体温计摔碎后，戴上口罩和橡胶手套，使用输液粘贴快速将水银粘起。水银散落较碎时，可以使用多张输液粘贴分别粘起，然后把它们收集到一个容器内密封起来。密封的时候最好在容器里面放入一部分水，再将盖子拧严 ②。

十、随身物品检查操作流程

1. 目的

（1）加强精神病患者的安全管理，防止危险物品带入，减少意外事件发生。

（2）让患者自觉遵守并主动避免危险物品带入。

2. 操作前准备

（1）向患者解释安全检查的必要性，取得患者配合。

（2）环境准备：环境宽敞，光线明亮。

（3）用物准备：速干手消毒液、垃圾分类桶、记录单、笔。

（4）职工配备数：1—4 名。

3. 操作流程

具体见图 4.10。

4. 注意事项

（1）凡是被患者用于自伤、自杀、伤人的物品统称为危险物品，发现后应立即收回。

（2）对利器（刀、剪、针）、绳索、火种等危险品严格保管。

（3）若患者使用指甲刀或缝针线时需在护理人员看护下进行，并及时收回。

（4）检查要灵活机动，定期检查与随机检查相结合，避免患者掌握检查规律。

---

① 曹新妹．精神科护理学［M］．北京：人民卫生出版社，2009：78.

② 陈洁琼．水银体温计摔碎后的处理［J］．护理实践与研究，2013，10（15）：63.

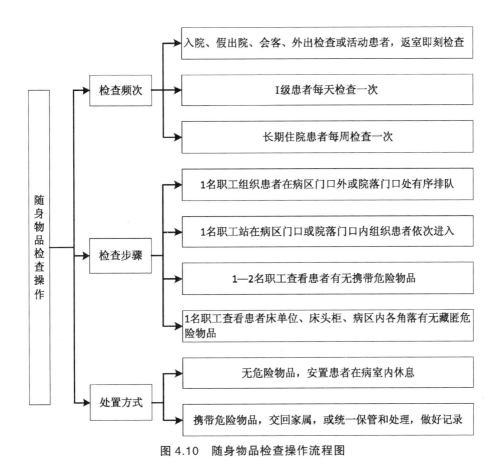

图 4.10　随身物品检查操作流程图

（5）告知患者及家属随身物品安全检查的目的，取得患者及家属配合，并注意保护其个人隐私。

十一、访客探视操作流程

1. 目的
确保患者及访客在探视期间的安全，防止危险品的带入。

2. 操作前准备
（1）职工准备：接待职工仪表仪态端正，态度和蔼。
（2）环境准备：会客室环境整洁，温度适宜。
（3）用物准备：温开水、洗手液、擦手纸、家属意见本、笔。

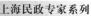
（4）职工配备数：1—2 名。

3. 操作流程

具体见图 4.11。

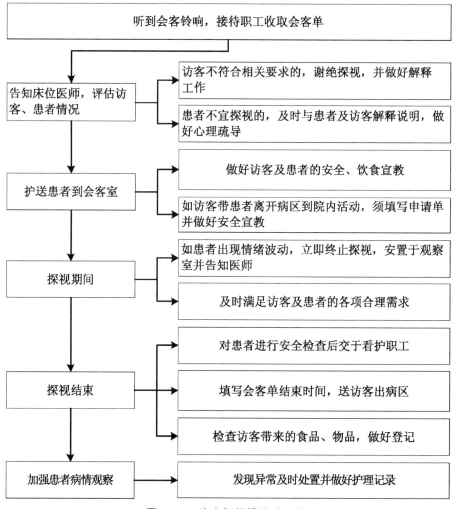

图 4.11　访客探视操作流程图

4. 注意事项

（1）在探视时间内，访客在门卫办理手续后方可入院探望。

（2）为保证儿童安全，十二周岁以下儿童禁止进入病区。

（3）为保障本院患者健康和安全，严禁身患传染病的访客来院探望。

（4）经医师评估不符合要求的访客或患者病情不宜探望时，应及时做好解释工作，取得访客的配合。

（5）在病区指定点探视患者，如带患者离开病区或离院，需要办理相关手续，其间访客需加强对患者的看护，避免走失。

（6）做好访客的探视宣教：不得擅自替其他患者代发信件、打电话、代购物品等，不得将利器（刀、剪、针）、绳索、火种等危险品带入病区，对一些不利于疾病康复的言行应尽力避免，如发现患者情绪激动、行为异常，应及时向医护人员反映，必要时暂停探视。

（7）访客所带食物不宜过多以防变质，熟食以一顿为宜，易发生噎食的食品禁止带入。

（8）探视结束后，访客应将患者送交护士后方可离去。

（陆　梅、王　俐、叶　雯、张晶晶、张　静）

第二节 护理交接操作流程

一、交接班操作流程

1. 目的

规范流程，保证临床护理工作的连续性。

2. 操作前准备

（1）环境准备：环境整洁、安全，物品放置规范。

（2）职工准备：提前十分钟到岗。

3. 操作流程

具体见图4.12。

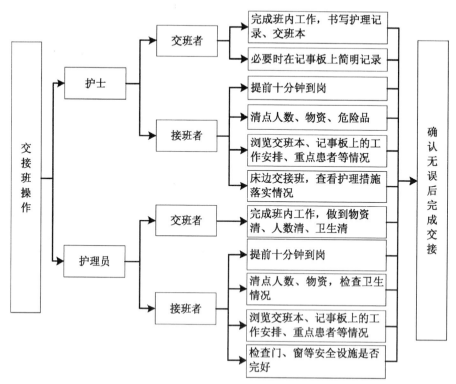

图 4.12　交接班操作流程图

4．注意事项

（1）各类危险品、常备物品、患者人数和重点患者病情、护理措施落实情况等，必须班班交清，如未交接清楚，交班者不得离岗。

（2）重点患者床边交接班，需查看患者病情、皮肤情况、卫生情况等。

（3）接班者未准时到岗，交班者不得擅自离岗，需请示行政总值班或病区主管意见，听从安排，待有人接班后，才可离岗。

（4）接班时发生的情况由交班者处置，接班后发生的情况由接班者处置。

二、入院患者护理操作流程

1．对象

经门诊医生评估后需住院治疗的患者。

2．目的

规范入院流程，确保入院患者安全，提高护理满意度。

3．操作流程

具体见图4.13。

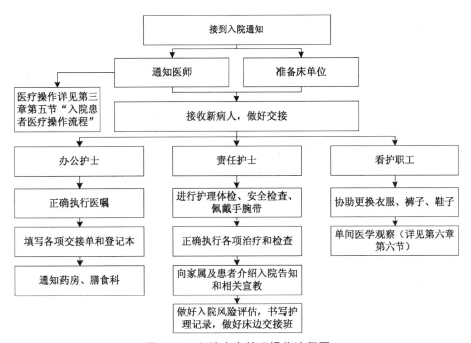

图 4.13　入院患者护理操作流程图

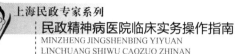
4．注意事项

（1）检查患者带入食品有无变质或在有效期内，危险物品禁止带入，如利器（刀、剪、针）、绳索、火种等。

（2）做好心理护理，多与患者沟通交流，了解其心理动态，满足合理需求，让患者能够安心住院，配合治疗和护理。

（3）新病人单间医学观察至少三天，确保在工作人员视野范围内活动，做好床边交接班工作。

三、出院患者护理操作流程

1．对象

（1）经医师评估病情稳定可以回家休养的患者。

（2）因躯体疾病，需要外院住院治疗的患者。

2．目的

规范出院流程，缩短等候时间，提供优质服务。

3．操作流程

具体见图4.14。

4．注意事项

（1）责任护士帮助患者整理私人物品，与家属做好物品交接，家属需签名确认接收。

（2）责任护士针对实际情况做好出院健康宣教，包括指导药物服用的方法、复诊的时间与地点等。

（3）办公护士在办理患者电脑出区前应先仔细核对医嘱收费明细，避免错误。

（4）办公护士在整理病史时，发现有医嘱单、病程记录、护理记录等未打印完整的，应及时提醒床位医生和责任护士打印。

四、转区患者护理操作流程

1．对象

经医师评估后需转区继续治疗的患者。

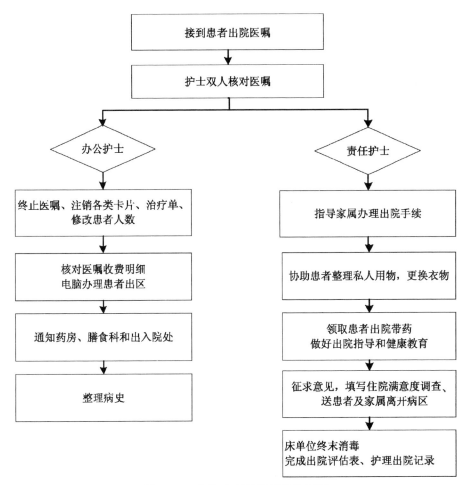

图 4.14　出院患者护理操作流程图

2．目的

保证患者转运过程中的安全，确保患者物品及相关资料的有效交接。

3．操作流程

具体见图 4.15。

4．注意事项

（1）提前30分钟电话通知接收病区，做好接收准备工作。

（2）选择合适的转运方式，如轮椅、平车。在转运过程中加强看

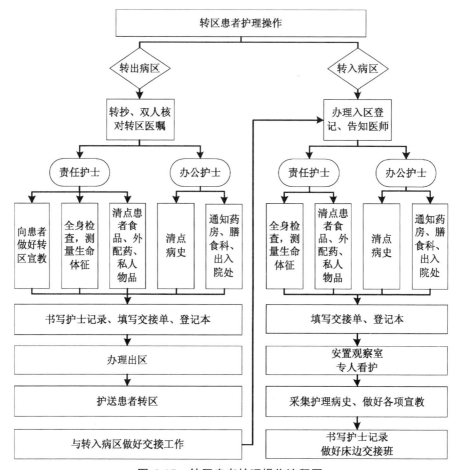

图 4.15　转区患者护理操作流程图

护，确保患者安全。

（3）转入患者要专人看护，确保在视野范围内活动，做好心理护理。中夜班加强巡视，做好床边交接班工作。

（4）转入患者至少医学观察三天。注意患者生命体征变化，以免交叉感染。

五、假出院患者护理操作流程

1. 对象

经过治疗，病情相对稳定，可以回家居住一段时间的住院精神病患者。

2. 目的

规范假出院流程，确保患者安全，提供优质服务。

3. 操作流程

具体见图 4.16。

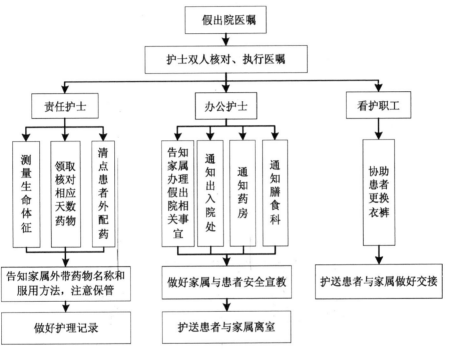

图 4.16 假出院患者护理操作流程图

4. 注意事项

（1）告知患者

① 根据医嘱按时、按量服药，不随意停药、加药、减药。

② 保持规律的生活作息，注意劳逸结合，保证充足睡眠，避免过量饮酒、喝浓茶或咖啡等刺激性食物。

③ 做一些力所能及的家务，多参加有益身心的社会活动。

④ 在饮食方面食物应富于营养易消化，不宜进食辛辣、刺激及油炸食物。

（2）告知家属

① 药物须有家属保管，患者服药时，家属必须在旁看护。

② 保证患者安全，假出院期间，要时刻有人陪伴患者，一般不要让患者单独外出。

六、外院就诊患者护理操作流程

1. 对象

经医生评估后因病情需要需至外院就诊的患者。

2. 目的

规范外院就诊流程，确保患者安全，提供优质服务。

3. 操作流程

具体见图 4.17。

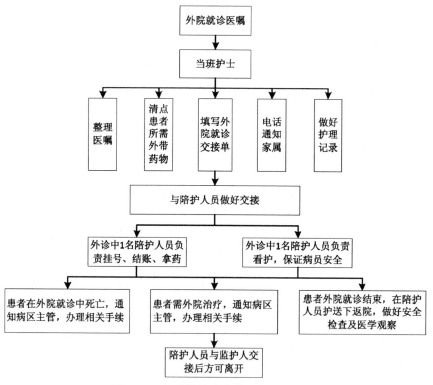

图 4.17　外院就诊患者护理操作流程图

4. 注意事项

（1）患者外诊时护士需与陪护人员做好以下交接：病员病情、生命体征、特殊护理及相关护理措施。

（2）如患者病情危重，陪护人员应携带患者更换的衣物和生活日常用品，以备留院观察时所需。

（3）外诊陪护人员需二名，一名负责患者的挂号、结账、拿药等。一名负责患者看护，确保患者在视野范围内，保证患者安全。

（4）外院就诊过程中，如发生特殊情况，及时与病区主管联系。

七、假出院返院患者护理操作流程

1. 对象

假出院返院的患者。

2. 目的

规范流程，掌握患者返院时情况，保证安全。

3. 操作流程

具体见图 4.18。

4. 注意事项

（1）返院时仔细检查患者全身皮肤情况，注意有无皮疹、破损等。

（2）加强病情观察，专人看护，确保患者在职工视野范围内，做好心理护理，满足合理需求。

（3）中夜班加强巡视，做好交接班工作。

（4）如患者提前返院，需清点剩余药物数量是否正确，归还药房。

（5）如家属带入食品，妥善放置，并做好登记。

八、外院就诊返院患者护理操作流程

1. 对象

外院就诊返院的患者。

2. 目的

规范流程，掌握患者返院时情况，确保安全。

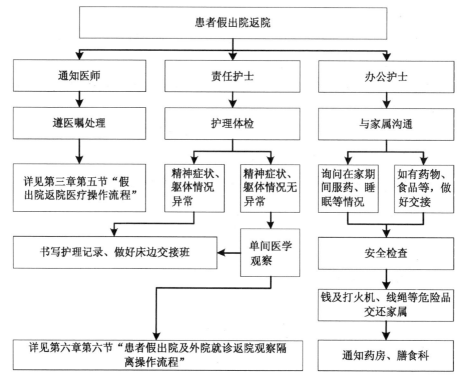

图 4.18　假出院返院患者护理操作流程图

3.操作流程

具体见图4.19。

4.注意事项

（1）返院时仔细检查患者全身皮肤情况，注意有无皮疹、压疮等。

（2）及时评估各类风险，如跌倒、噎食、压疮、导管评估等。

（3）如带入胃管、导尿管等，须妥善固定，做好导管护理，保持通畅。

（4）加强病情观察，专人看护，确保患者在职工视野范围内，做好心理护理及生活护理。

（5）中夜班加强巡视，做好床边交接班工作。

（6）如带回外配药物，须认真清点，专柜上锁保管，做好登记与交接。

（7）外诊期间的病历、发票、钱等认真清点，移交病区主管处理。

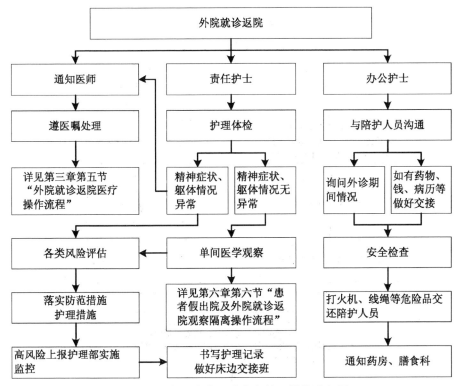

图 4.19　外院就诊返院患者护理操作流程图

九、死亡患者护理操作流程

1. 对象

死亡患者。

2. 目的

规范对死亡患者的护理操作流程。

3. 操作流程

具体见图 4.20。

4. 注意事项

（1）医师宣告患者死亡后，护理人员应立即对死者进行尸体护理，既可防止尸体僵硬不利于护理操作，又可避免对其他患者产生不良的影响。

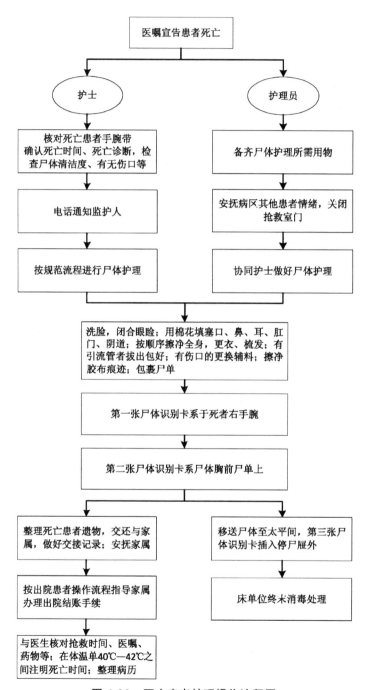

图 4.20　死亡患者护理操作流程图

（2）在为死亡患者进行尸体护理时，态度应严肃认真，尊重死者，维护尸体隐私权，不可暴露尸体，并安置自然体位。

（3）若死亡患者为传染病者，尸体料理、床单位终末消毒应按传染病相关规定处理。

（陆　梅、叶　雯、张晶晶、张　瑜、张　静）

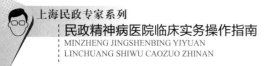
第三节　特殊患者照护操作流程

一、长期卧床患者照护操作流程

1. 对象

由于自身躯体疾病原因导致需要长期卧床者（如骨折后病人，因脑中风、脑外伤而造成偏瘫的病人，脊髓损伤的病人，需制动的病人）以及因精神疾病原因需要卧床者。

2. 目的

规范长期卧床患者护理服务程序，预防压疮及感染，提高卧床患者舒适度。

3. 操作流程

具体见图 4.21。

4. 注意事项

（1）协助患者洗漱时，要准备温度适宜的水。

（2）协助料理个人卫生时要注意保护患者隐私。

（3）患者在沐浴转运、沐浴过程中及沐浴后均要注意保暖。

（4）患者进食前要将大块食物分成小块，督促患者先喝汤水，并缓慢进食。食物温度要适宜。

（5）每班检查患者皮肤情况，协助患者翻身时要避免推、拉、拖，翻身后要协助患者取舒适卧位。

二、生活不能自理患者的照护操作流程

1. 对象

由于自身原因（如重度精神发育迟滞、各种痴呆晚期、精神分裂症严重衰退者、合并肢体残疾、严重躯体疾病等），不能处理自己的日常生活，包括进食、翻身、大小便、穿衣、洗漱、自我活动等均不能自理或部分不能自理者。

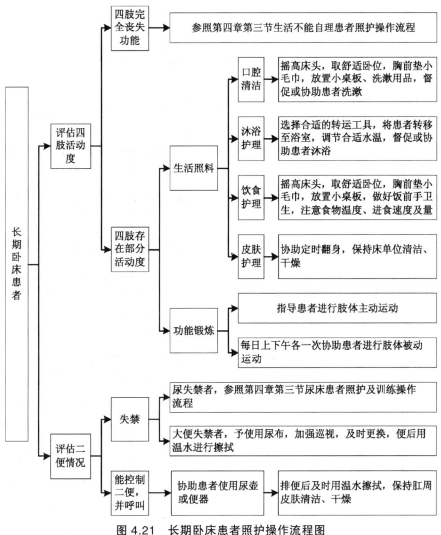

图 4.21　长期卧床患者照护操作流程图

2. 目的

（1）为患者提供生活照料，及时满足其生理及心理需求，提高生活质量，保证患者的护理安全。

（2）规范照护流程，提高护理满意度。

3. 操作流程

具体见图 4.22。

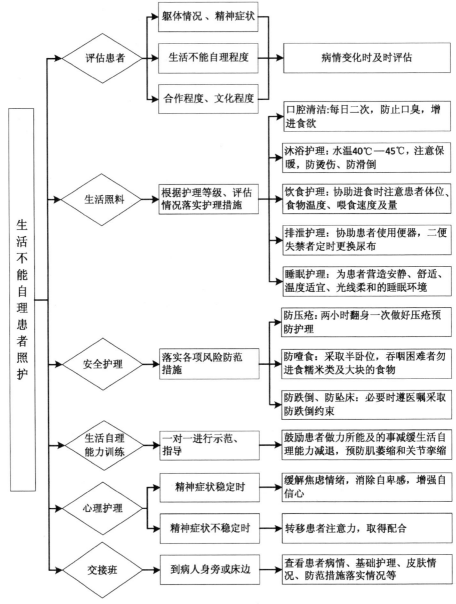

图 4.22　生活不能自理患者的照护操作流程图

4. 注意事项

（1）在协助患者料理个人卫生时，要尊重患者，保护好病人的隐私。

（2）洗漱、沐浴时水温要适宜，注意保暖，出汗多或大小便在身上时及时更换，防止患者着凉。

（3）移动患者身体时，动作要稳、准、轻，以免增加患者的痛苦。

（4）卧床患者喂食时摇高床头30°，小口喂食，督促患者细嚼慢咽，防噎食。

（5）卧床患者及时拉起床护栏，将日常用品放于患者伸手可及处，如意识不清等患者遵医嘱给予保护性约束，防跌倒、坠床。

（6）对患者进行生活自理能力训练及肢体功能锻炼时一定要耐心，循序渐进，多给予精神上的鼓励或一些物质奖励，调动患者参与积极性。

（7）鼓励患者做一些力所能及的事，消除患者孤独感、废用感以及自卑感，增强其战胜疾病的信心。

三、尿失禁患者照护操作流程

1. 对象

由于自身原因（如重度精神发育迟滞、各种痴呆晚期、精神分裂症严重衰退者、合并严重躯体疾病等），而存在尿失禁者。

2. 目的

（1）规范尿失禁患者照护操作流程。

（2）帮助患者排尿，满足生理需要。

（3）保持个人卫生清洁，减轻异味。

3. 操作流程

具体见图4.23。

4. 注意事项

（1）尿失禁患者常感到自卑和忧郁，心理压力大，应尊重、理解、安慰患者，减少自卑心理。

（2）协助患者排尿时，尊重患者，保护隐私。

（3）指导患者在排尿过程中有意识地中断尿流，每日三次，每次5

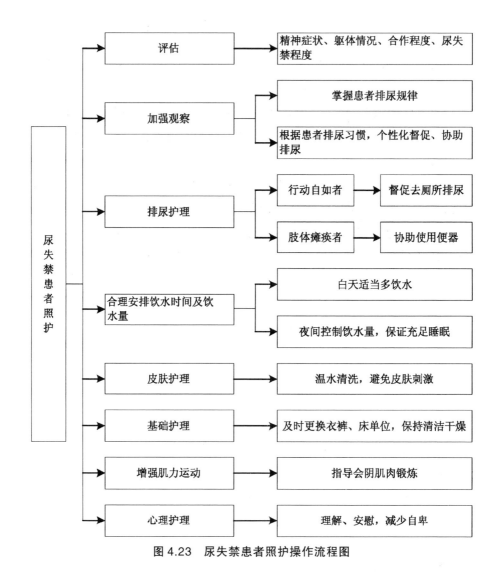

图 4.23　尿失禁患者照护操作流程图

分钟，以训练尿道括约肌。每日做会阴肌肉收缩和放松的训练，增强尿道括约肌的作用。

四、使用保护用具患者照护操作流程

精神科患者使用的保护用具包括约束带、腰带、腕带、手套、轮椅安全带、床栏等。

1. 对象

（1）防跌倒约束患者：指年老体弱或躯体其他因素行动、站立不稳，有跌倒可能造成自身伤害倾向的患者。

（2）保护性约束患者：伴有严重消极自杀之念及行为者；极度的兴奋躁动及严重的行为紊乱者；有强烈的出走意图并有行动者；需进行各种治疗、护理而不合作的患者；有严重的躯体疾患伴意识不清者；木僵病人；突发冲动、自伤、伤人、毁物者。

2. 目的

（1）照护患者的日常生活，预防肢体功能受损，满足其心理需求，确保保护者的安全。

（2）规范使用保护用具患者的照护流程。

3. 操作流程

（1）使用保护用具患者照护操作流程，具体见图4.24。

（2）保护性约束操作流程具体见图4.25。

4. 注意事项

（1）做好基础护理，保持患者床单位清洁、干燥、舒适，防止压疮发生；对兴奋躁动不安者，定时喂水、喂饭，保证机体需要量。

（2）长时间使用保护用具的患者每2小时松解一次，每次松解5—10分钟，约束保护时间不得超过24小时，注意肢体位置的更换。

（3）护士加强巡视，注意观察患者皮肤有无破损、压疮、水泡，有无局部骨折、四肢肿胀、神经损伤等。

（4）保护用具的松紧度要适宜，防止患者肢体功能受损，防止患者解除约束带当自缢工具，确保患者安全。

（5）在交接班时，如发现保护用具的数目不对应及时查找，交接清后交班者方能离岗。

（6）保护用具应定期清洗消毒，保持清洁。

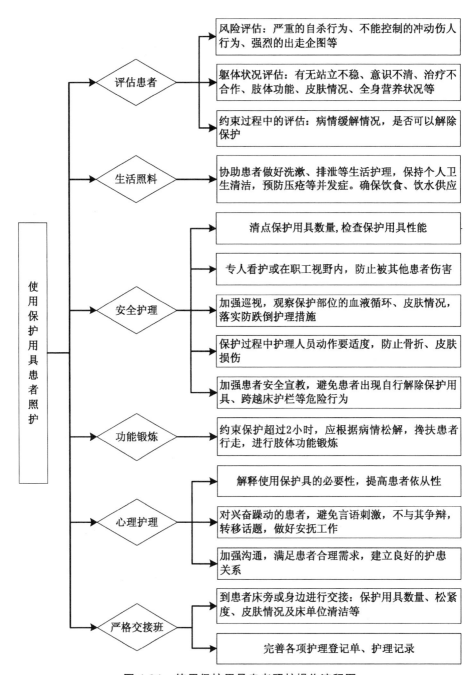

图 4.24　使用保护用具患者照护操作流程图

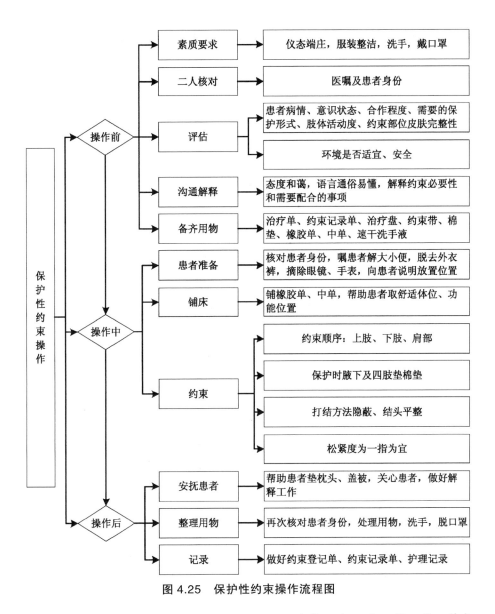

图 4.25　保护性约束操作流程图

（张　瑜、王　俐、陆　梅）

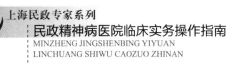
第四节　风险的防范及应急处置流程

一、冲动患者的防范及应急处置流程

1. 对象

突发冲动或有潜在冲动风险的患者。

2. 目的

（1）防范与减少患者暴力事件发生，保障住院期间安全。

（2）规范护理人员防范与应急处置操作的程序。

3. 评估（暴力风险评估表见表 4.1）

表 4.1　暴力风险评估表

评估内容		分　　值		
		0	1	2
暴力评估	既往／现在的暴力行为			
	既往／现在的威胁（言语／身体）			
	既往／现在的物质滥用			
	既往／现在的重性精神疾病			
	人格障碍			
	对疾病／行为缺乏自知力			
	表现猜疑			
	情感淡漠			
	不切实际的计划			
	未来的压力			
总分：				

注：（1）评分标准：无为 0 分，可能／中等为 1 分，有为 2 分。

　　（2）评分 ≥ 10 分，需填写《住院患者暴力行为风险评估监护记录单》。（见表 4.2）。

（1）首次评估：凡新入院患者当班护士进行风险评估。

（2）再评估：一周后复评或出现病情变化，有潜在暴力风险的应及时评估。

（3）定期评估：

① 长期住院患者每年评估一次。

② 评分 ≥ 3 分，护士每天评估记录一次，护士长每周监控记录二次。

③ 评分 ≥ 5 分，护士每班评估记录一次，护士长每天监控，护理部安排护理质控小组成员每周监控 1 次。

表 4.2　住院患者暴力行为风险评估监护记录单

评估内容		分　值	
		不存在 0	存在 1
暴力评估	混乱		
	易激惹		
	粗暴		
	言语威胁		
	身体威胁		
	攻击行为		
总　分			
护理措施			

注：护理措施：（1）防冲动标识；（2）环境安全；（3）安置于 I 级观察室；（4）30 分钟巡视一次；（5）情绪宣泄指导、心理安抚；（6）约束护理；（7）床边交接班；（8）告知家属并宣教。

4．防范措施（见表 4.3）

表 4.3　冲动患者防范措施表

1. 环境安全①	（1）创造一个安静、舒适的休养环境。
	（2）病室内光线明亮，无多余的杂物、噪声等。

---

① 于洁 . 精神患者冲动行为的心理护理 [J]. 继续医学教育，2014，28（1）：43—44.

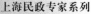

（续表）

2. 加强巡视	（1）患者始终在视野范围内，全面掌握其动态表现。
	（2）尽量减少激惹因素，避免与患者发生正面冲突。
	（3）对情绪不稳、激惹性增高的患者及时与医师联系处理，有效控制精神症状。
	（4）让可能成为患者攻击对象的工作人员或病友回避。
	（5）力争将冲动行为控制在萌芽状态。
3. 心理护理	（1）了解患者心理需求，及时满足其合理要求，若不能满足时，应作出恰当合理的解释。
	（2）鼓励患者以适当的方式表达和宣泄情感。
	（3）对有冲动趋势的患者应明确告知行为造成的后果。
	（4）根据患者的兴趣、爱好组织适当的娱乐活动，并鼓励参加，转移分散其冲动意图 ① 。
	（5）接触患者时态度和蔼、耐心、语言委婉。
	（6）不要激惹患者，更不要训斥、威胁和恐吓患者。
4. 安全管理	（1）患者一览表、床头卡、腕带上设有防冲动标识，护士应掌握患者床号、姓名、面容和病情。
	（2）做好危险物品的管理工作。
	（3）护理人员要有一定的自我保护意识，与有冲动倾向的患者接触时，要立于患者侧面和易于脱离或免受攻击的位置，不要与患者直接面对面，更不要背对患者。
	（4）对有冲动行为的患者，护理人员不应自己单独与患者同置一室，须有 2 人以上协同工作。
	（5）告知家属相关注意事项，做好会客管理。
	（6）对有明显伤人毁物行为的患者，应安置在 I 级观察室内，必要时遵医嘱约束保护。

---

① 朱琳，刘少华，钟秋园 .1052 例精神疾病患者住院期间出现冲动行为分析及对策 [J]. 赣南医学院学报 ,2013（3）：423—424.

5. 暴力处置流程：见图 4.26

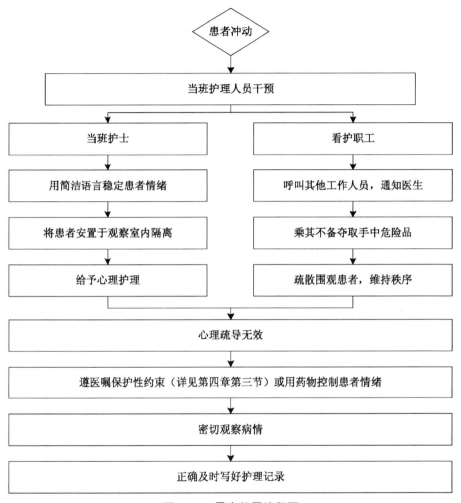

图 4.26　暴力处置流程图

二、消极患者的防范及应急处置流程

1. 对象

有自杀意念及自伤、自杀言行者。

2. 目的

（1）防范患者发生自缢、自伤等意外事件。

（2）规范护理人员防范及处置消极行为时的操作程序，保障患者安全。

3．评估（住院患者自杀风险评估监控表见表 4.4）

表 4.4 住院患者自杀风险评估监控表

评估项目	评估内容	分值	评　分
已存风险	（1）社会经济地位低下	0/1	
	（2）饮酒史或酒滥用	0/1	
	（3）罹患晚期疾病	0/1	
	（4）精神病史	0/1	
	（5）自杀家族史	0/1	
	（6）丧偶	0/1	
新增风险	（7）近期负性生活事件	0/1	
	（8）被害妄想或有被害内容的幻听	0/1	
	（9）人际和社会功能退缩	0/1	
	（10）言语流露自杀意图	0/1	
	（11）自杀未遂史	0/3	
	（12）近亲人死亡或重要的亲戚关系丧失	0/3	
	（13）绝望感	0/3	
	（14）计划采取自杀行动	0/3	
	（15）情绪低落/兴趣丧失或愉快感缺乏	0—3	
总评分			
护理措施			

注：（1）评估内容：①1—10 中分值选项无为 0 分，有为 1 分；②11—14 中分值选项无为 0 分，有为 3 分；③15 分值选项无为 0 分，愉快感缺乏轻度为 1 分，中度为 2 分，重度为 3 分。

（2）根据所评分值，落实以下护理措施（监控表内填写对应序号）：①防消极标示（一览表）白板；②环境安全；③安置于 I 级观察室；④30 分钟巡视一次；⑤情绪宣泄指导，心理安抚；⑥约束护理；⑦床边交接班；⑧告知家属并宣教。

（1）当班护士在病人入院时，即进行自杀行为风险评估，若评分≥6分，说明有高自杀行为风险，当班护士即刻报护士长和床位医生。

（2）对于评分≥6分的病人，经护士长认定后，当班护士填写《住院患者自杀风险评估监控表》，护士每天评估记录一次，护士长每周监控记录二次。

（3）若评分≥12分，说明有极高的自杀行为风险，护士长应在24小时内上报护理部，护士每班评估记录一次，护士长每天监控。护理部安排护理质控小组成员每周监控1次。

（4）若重新评分＜12分，病区应及时上报护理部，护理部停止监控记录。

（5）若重新评分＜6分，即停《住院患者自杀风险评估监控表》。

（6）如病情反复，随即评估并做好相应处理。

4．防范措施（见表4.5）

表4.5　消极患者防范措施表

1．安全管理①	（1）病房设施力求简单、稳固、无棱角，有损坏及时报修。
	（2）危险物品要做好清点，严格保管。
	（3）患者入院、外出返室、家属探视时做好安全检查。
	（4）每日整理床单位时认真清查危险物品。
	（5）每周进行安全大检查，严禁危险物品流入病房。
	（6）约束患者必须置于护士的视线范围内。
	（7）有自伤自杀企图的患者严禁单独活动。
	（8）严格管理精神药物。
2．健康宣教	（1）指导患者掌握恰当的情绪宣泄方法。
	（2）鼓励患者多参加康复娱乐活动，转移分散其注意力。
	（3）告知家属探视时不要带指甲钳、水果刀、围巾等危险物品。

---

① 何兴琼．57例精神病人自杀行为分析及护理干预措施[J].大理大学报，2016，1（2）：86—88.

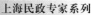

（续表）

3. 用药环节	（1）发药后仔细检查患者口腔、手心、衣袖、茶杯等处，防藏药。
	（2）密切观察用药后反应，如恶心、呕吐、流涎等，发现问题及时处理。
	（3）出现烦躁不安、焦虑、悲观等药源性抑郁症状，及时报告医师处理。
4. 心理护理①	（1）建立良好的护患关系，耐心与患者沟通，同时观察其情绪变化。
	（2）尊重患者的意见，注意倾听，尽量不要与其辩解，取得患者的信任。
	（3）对于患者有兴趣的事情，护士要帮助他实施活动。
	（4）帮助患者生活回顾，鼓励他树立生活的目标。
	（5）患者有问题一定要及时正确处理，不要拖后回避。
5. 高危管理	（1）床头卡、一览表、白板、腕带注明"防消极"标识。
	（2）将患者安置在重症病房，24小时重点看护，做好床边交班。
	（3）主动与患者谈心，及时了解患者的思想动态。
	（4）加强夜间、凌晨或交接班等特殊时段管理，采取无规律巡视方法。
	（5）加强厕所巡视，看到患者如厕及时入内巡视。
	（6）注意观察患者睡眠时间及形态，对入睡困难、早醒的患者密切观察。
	（7）必要时遵医嘱使用保护用具。

5. 消极应急处置流程

（1）自伤应急处理流程

具体见图4.27。

（2）自缢应急处理流程

具体见图4.28。

---

① 陈陪能，杨美．护理干预对精神疾病患者自杀行为的影响效果 [J]．世界最新医学信息文摘,2016,16（69）：339—340.

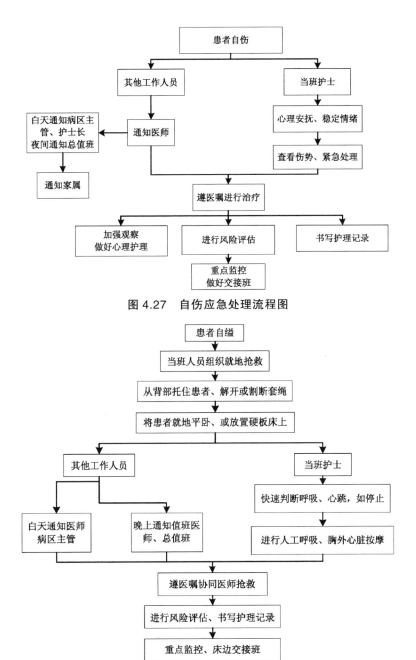

图 4.27　自伤应急处理流程图

图 4.28　自缢应急处理流程图

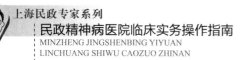

三、出走患者的防范及应急处置流程

1. 对象

有出走行为或有潜在出走风险的患者。

2. 目的

（1）防范与减少患者出走事件发生，保障住院期间安全。

（2）规范护理人员防范与应急处置操作的程序。

3. 评估（出走风险评估监护表见表 4.6）

（1）首次评估：凡新入院患者当班护士进行风险评估。

（2）再评估：一周后复评或出现病情变化，有潜在出走风险的应及时评估。

（3）定期评估：①长期住院患者每年评估一次。②评分 ≥ 5 分，护士每天评估记录一次，护士长每周监控记录二次。③评分 ≥ 10 分，护士每班评估记录一次，护士长每天监控，护理部安排护理质控小组成员每周监控 1 次。

表 4.6 出走风险评估监护表

评估内容		分　值	
出走评估	曾有出走史	0/4	
	明显幻觉妄想	0/1	
	对住院治疗感到恐惧	0/1	
	有寻找出走机会的行为	0/2	
	流露出走意图的言语	0/2	
	无自知力、强制住院	0/1	
总分			
护理措施			

注：护理措施：（1）防出走标识；（2）环境安全；（3）安置于 I 级观察室；（4）30 分钟巡视一次；（5）心理护理；（6）约束护理；（7）床边交接班；（8）满足合理要求；（9）外出检查专人陪护；（10）告知家属并宣教。

4．防范措施

具体见表4.7。

表 4.7　出走患者防范措施表

1. 掌握防出走患者相关信息	（1）一览表、床头卡、腕带上注明"防出走"标识。
	（2）护士应掌握患者的床号、姓名、面容和病情。
	（3）了解既往出走的形式、频率等，掌握其出走的规律。
2. 心理护理	（1）了解患者的心理需求，尽量给予满足，以消除出走意念。
	（2）根据病情适当安排一些有益患者的康复活动，分散其出走意念。
	（3）选择合适的方式，向患者讲解住院治疗的必要性和益处，使其安心住院。
	（4）保持良好的护患关系，经常与其交流谈心，了解出走的想法和原因。
3. 安全管理①	（1）严格执行巡视制度，发现门锁、窗户损坏及时维修。
	（2）工作人员严加保管病室钥匙，一旦遗失应全力追查。
	（3）工作人员进出病房时要随手锁门并注意周围情况，避免患者在门口活动，防止伺机出走。
4. 做好交接班②	（1）患者外出做检查或治疗，应由2名职工看护，并密切注意其动向。
	（2）交接班时认真清点患者人数，发现异常，立即报告。
	（3）患者进出病房或会客结束，均应清点人数。
	（4）对出走企图明显的患者，其活动始终在职工视野范围内，重点观察患者动态，班班交接。
	（5）对出走意念严重患者不宜出病室活动，应安置在观察室内专人看护。

---

① 李影．住院精神病患者自杀自伤行为和外逃行为原因分析与针对性防范措施[J].中国现代药物应用，2016,10（2）：275—276.

② 曹新妹．实用精神科护理[M].上海：上海科学技术出版社，2007：189—190.

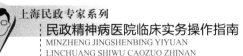

5. 出走处置流程

具体见图4.29。

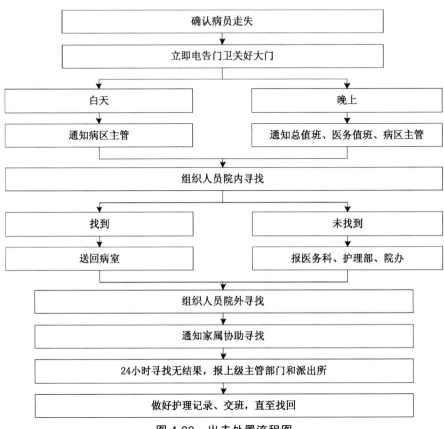

图 4.29　出走处置流程图

四、跌倒患者的防范及应急处置流程

1. 对象

超过65岁或临床上有跌倒危险的患者：双下肢软弱和乏力，低钾，低蛋白血症，中重度贫血，体位性低血压，脑梗，癫痫，意识不清，高热 ≥ 39 ℃，视力模糊，有跌倒史，服用降压、利尿、降糖药物，临床超大剂量镇静剂及精神类药物等。

2. 目的

（1）防范与减少患者跌倒事件发生。

（2）规范跌倒防范及应急处置流程，保障患者安全。

3．评估（见表4.8）

（1）首次评估：凡新入院患者当班护士进行风险评估。

（2）再评估：出现病情变化，有潜在跌倒风险的应及时评估。

（3）定期评估：①零危险：评分≤24分，责任护士半年评估1次。②低度危险：评分25—44分，责任护士每季度评估1次。③高度危险，评分45—99分，上报护士长，一级监控：责任护士每月评估1次，护士长每月督查1次，护理部每季度督查1次。④极高危险，评分≥100

表4.8　跌倒风险评估表

评估项目	评估内容	分　值	评　分
近3月跌倒史	无	0	
	有	15	
伴躯体疾病	无	0	
	有	5	
使用行走辅助用具	不需要使用	0	
	使用拐杖、助行器、手杖	15	
	扶手行走	30	
肢体功能（步态）	正常、卧床不能移动	0	
	双下肢软弱、乏力	10	
	残疾或功能障碍	20	
认知状态	量力而行	0	
	高估自己／忘记自己受限制	15	
目前使用特殊药物	无	0	
	镇静剂	5	
	利尿剂／降糖药	5	
苯二氮卓类药物	超处方剂量	10	
其他精神科类药物	超处方剂量	10	
评估者：		总分	

分，上报护理部，二级监控：责任护士每二周评估 1 次；护士长每月评估、督查 1 次，护理部每月督查 1 次。

4. 防范措施（见表4.9）[①]

表 4.9 跌倒患者防范措施表

1. 环境安全	（1）光线充足。
	（2）地面干燥无障碍物，湿滑时铺防滑垫。
	（3）安装扶手、床栏。
	（4）病床、轮椅刹车固定，床高度适宜。
	（5）危险环境有警示标识，病室内有防跌倒须知提示。
	（6）发现可能引起跌倒的高危环境和设备因素存在时应及时处理。
2. 健康宣教	（1）指导患者正确起床及起身的姿势，特别是服用降压药、安眠药等特殊药物时。
	（2）着装大小适宜。
	（3）避免在有水渍的地方行走。
	（4）出现头晕不适时采取正确的应对方法。
	（5）睡前排空膀胱，减少夜间如厕次数。
	（6）指导患者采用尿壶或坐便椅，避免站位或蹲位如厕。
	（7）床边护栏支起时请勿翻越。
	（8）对高危患者及家属做好预防跌倒/坠床的宣教，并签署防跌倒告知书。
3. 用药安全	（1）减少易致跌倒药品的使用。
	（2）对服用可能增加跌倒风险的药物需告知患者，尤其是开始用药和更换剂量时。
	（3）指导患者及时汇报药物的副作用。

---

① 许玉卿.跌倒风险评估与综合干预对住院精神患者跌倒发生率的影响［J］.中外医疗，2019（29）：132—135.

（续表）

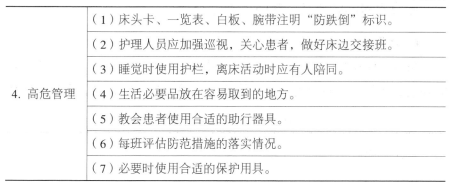

	（1）床头卡、一览表、白板、腕带注明"防跌倒"标识。
4. 高危管理	（2）护理人员应加强巡视，关心患者，做好床边交接班。
	（3）睡觉时使用护栏，离床活动时应有人陪同。
	（4）生活必要品放在容易取到的地方。
	（5）教会患者使用合适的助行器具。
	（6）每班评估防范措施的落实情况。
	（7）必要时使用合适的保护用具。

5. 跌倒／坠床应急处置流程（见图 4.30）

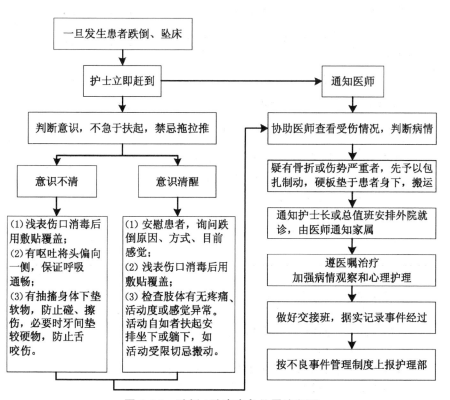

图 4.30　跌倒／坠床应急处置流程图

五、噎食患者的防范及应急处置流程

1. 对象

脑器质性疾病、意识障碍、吞咽困难、抢食、暴饮暴食、无正常咀嚼功能、无法自己进食的患者，服高剂量精神科药物患者，无抽搐电休

表 4.10　噎食风险评估表

	评估项目	评估内容	评定标准	分值	得分
噎食评估	年龄	≥ 65 岁	< 65 岁 ≥ 65 岁	0 2	
	既往史	既往发生过噎食现象	无 / 有	0/4	
	药物反应	药物致椎体外系反应（肌肉强直 / 震颤 / 斜颈 / 口舌颊三联征）	无 / 有	0/3	
		唾液分泌减少 / 口干	无 / 有	0/2	
	脑器质性疾病	中 / 重度痴呆患者	是 / 否	0/3	
		脑血管意外后遗症（口眼外斜 / 偏瘫）	无 / 有	0/3	
	精神症状	进食速度快、未充分咀嚼者	否 / 是	0/3	
	生理及躯体因素	牙齿脱落影响咀嚼功能者	否 / 是	0/3	
		卧床进食者	否 / 是	0/1	
		饮水呛咳，吞咽反射减退、消失者	*	0—15	
评估者：				总分：	

注①：患者取坐位或半卧位，要求患者按习惯喝下 30 毫升温水。
1 级（优）能顺利一次将水饮下（5 秒钟内）——0 分；
2 级（良）分 2 次以上，能不呛咳的咽下（5 秒钟内）——5 分；
3 级（中）能 1 次咽下，但有呛咳——10 分；
4 级（可）分 2 次以上咽下有呛咳——12 分；
5 级（差）频繁咳嗽，不能全部咽下——15 分。

① 杜丽洁，姜增誉，王娇，等 .Rosenbek 渗透 / 误吸量表在脑卒中误吸筛查中的应用［J］. 中西医结合心脑血管病杂志，2015，13（10）：1225—1226.

克治疗后有吞咽功能障碍的患者。

2. 目的

规范噎食风险防范及应急处置流程，预防患者噎食、窒息，保证患者进食安全。

3. 评估（见表 4.10）

（1）首次评估：凡新入院患者当班护士进行风险评估。

（2）再评估：出现病情变化，有潜在噎食风险的应及时评估。

（3）定期评估：①长期住院患者每年评估一次。②评估分值 ≥ 10 分者为噎食高风险患者，护士每周评估记录一次，护士长每周监控记录一次，督查防范措施落实情况。③评估分值 ≥ 15 分者为噎食极高风险患者，护士每 3 天评估记录一次，护士长每周监控记录一次，护理部护理质控小组成员每周监控记录一次。

4. 防范措施（见表 4.11）①：

表 4.11　噎食患者防范措施表

1. 标识醒目	（1）办公室一览表上"防噎食"患者应有明显的标识注明。
	（2）餐厅内设立防噎食专座，挂醒目标识。
2. 健康宣教	（1）告知患者进食前先饮少量温开水或汤水，湿润口腔及咽喉处，可利于吞咽。
	（2）告知患者进食时应细嚼慢咽，不吃粘、糯等易引起梗阻的食物。
	（3）对高危病人及家属做好防噎食的告知，并签署防噎食告知书。
	（4）对家属做好宣教，探视时勿带来糕团、糯米类易引起梗阻的食物。
3. 掌握防噎食患者相关信息	（1）护士应掌握患者的床号、姓名、面容和病情。
	（2）了解患者饮食习惯，帮助纠正不良饮食习惯。

① 杨俊萍，娄兴雄. 老年精神患者噎食的防范及护理对策［J］. 中国社区医师，2016，32（9）：178—180.

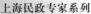
（续表）

4. 饮食安全护理	（1）依据防噎食患者的个体情况，给予合适的饮食。患者进食过程中，不可催促，应嘱细嚼慢咽，充分咀嚼。
	（2）遇食物较大块时，应先对食物进行预处理，如分成小块或碾碎等。
	（3）卧床患者进食前，先抬高床头30°—45°，再给予汤水或温开水湿润口腔。
	（4）设立防噎食专座，进食时安排专人看护。
	（5）有抢食行为者，安排独立就餐，专人加强看护。
	（6）患者就餐结束或午后点心结束时，应做好安全检查，防止患者私藏食物，偷偷进食时发生意外。
	（7）加强对患者家属探视时带来的食物的检查，避免带入不合适的食物。

5. 噎食患者处置流程（见图4.31）

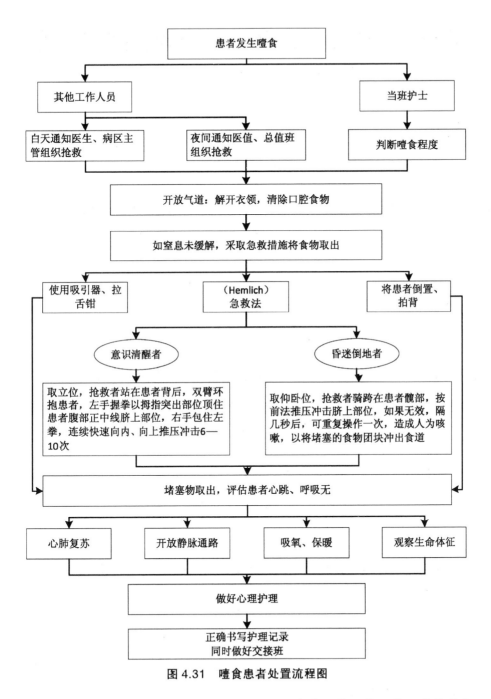

图 4.31 噎食患者处置流程图

（叶 雯、张 静、张晶晶）

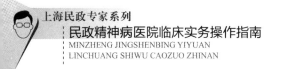
第五节 长期住院患者特殊问题的护理管理措施

在精神科护理工作中，除了前述的各项护理操作外，长期住院患者还可以引发其他一些护理问题，如不安心住院、藏药行为、夜间异常行为、家属探视过程中的安全隐患等，这些问题在民政精神病院普遍存在。另外对吸烟的管理，过严或过松都会引起患者的不满，甚至造成不良后果。由于这些情况有它的共性和特殊性，不宜归纳到其他章节中描述，在处置时需要采取综合措施加以管理，故在此作为"特殊问题"加以介绍。

一、不安心住院患者的护理管理措施

精神病患者由于受幻觉、妄想支配或缺乏自知力，认为自己没病无需长期住院治疗；有些患者因家属长期不来探望，患者思念亲人；有的患者感觉住院生活单调、不自由等因素造成住院不安心。

1. 存在的风险

（1）易激惹，不配合检查和治疗，不遵守病房规章制度，增加管理难度。

（2）寻找机会出走，增加安全隐患。

2. 目的

解除患者思想顾虑，使其安心住院，保证病房安全和秩序，防止意外发生。

3. 管理措施（见图 4.32）

4. 注意事项

（1）鼓励患者积极参加娱乐活动，如看电视、听音乐、唱歌、打扑克、下棋、做健身操等，以转移其注意力，消除苦闷情绪。

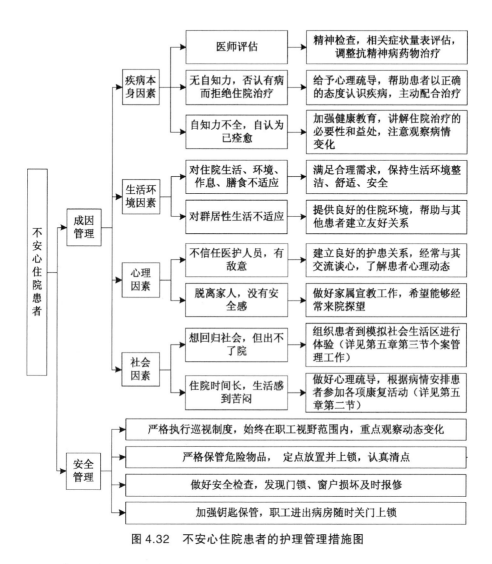

图 4.32　不安心住院患者的护理管理措施图

（2）给予一定的心理安慰和必要的解释，说服、鼓励、帮助患者以正确的态度认识疾病，解除思想顾虑，主动配合治疗。

（3）建立良好的护患关系，护士要关爱、体贴患者，及时进行有效的健康教育，宣讲精神疾病的相关知识，以及接受治疗的重要性。

（4）患者提出的合理要求应尽量满足，使其感到医院温暖如家，护士要了解患者的心理动态，了解他们的难处，运用沟通技巧，耐心深

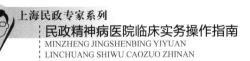
入地做好心理疏导，使其树立坚强的意志，从而使患者保持积极的心理状态。

（5）加强交接班工作，做到人数清，如外出做检查或治疗、参加康复活动等应重点观察，始终在职工视野范围内。

二、藏药行为的护理管理措施

由于自知力缺乏、药物不良反应、精神症状等原因引起患者发生藏药行为，需采取护理、医疗、社工、家属综合管理措施，来防止患者藏药行为的发生。

1. 存在的风险

（1）患者因藏药行为而未认真服药，导致精神症状不稳定，出现兴奋躁动、冲动、伤人等行为，将危及患者及他人人身安全，同时也会造成医疗纠纷。

（2）由于患者不能按时按量服药，达不到治疗目的，影响治疗效果延长病程，加重患者的经济负担。

（3）患者多次藏药未被发现，导致医师继续加大药量，因药量过大造成直立性虚脱和意外的发生。

（4）患者的藏药行为致使进入体内的药量减少，降低血药浓度，导致疗效不佳，影响医护人员评判疗效。

（5）有自杀企图的患者将每次的药物藏起来，一次吞服达到自杀的目的。

2. 目的

掌握藏药高发人群的表现特征，做好精神病人藏药行为的护理，保证患者按时按量服药。

3. 管理措施（见图 4.33）

4. 注意事项

（1）在用药之前详细介绍药物的作用与不良反应，减轻患者的焦虑，保护患者的知情权，减少不必要的医患纠纷。

（2）对拒服药的患者要了解其原因，避免与患者发生正面冲突，做

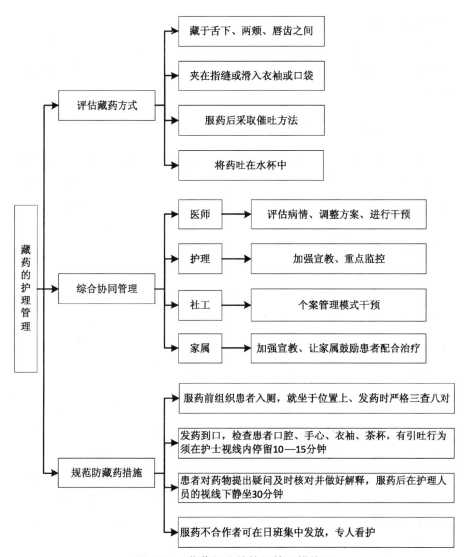

图 4.33　藏药行为的护理管理措施图

好劝导工作。

（3）建立良好的护患关系，增强患者对护理人员的信任，做好患者的心理护理，解除患者对疾病的恐惧和服药的抵触情绪。及时处置患者不适感，认真监测患者服药后的反应，对药物副反应明显者及时报告医师进行处理。对副反应不明显但自我不适主诉多而且心理护理效果不佳

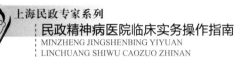
者予以安慰剂，消除其主观不适感①。

（4）患者在幻觉、妄想等精神症状支配下拒不服药，在心理护理失败时，可请示医师暂改其他途径用药，待症状缓解及自知力逐渐恢复时改为口服用药，以确保治疗顺利进行。

三、吸烟问题的护理管理措施

慢性精神障碍患者由于住院时间长，生活相对单调，且自感缺乏精神寄托，患者认为吸烟可以缓解自身焦虑情绪，可解闷、去乏；另外，由于疾病的原因，精神障碍患者的自我控制能力普遍较弱，对烟草的渴望强烈，成瘾性普遍较高。有研究表明，精神病患的吸烟率显著高于普通人群②③④。

1. 存在的风险

（1）吸烟有害健康，可能增加吸烟者罹患呼吸系统、心血管系统、肿瘤等疾病的风险率。已有研究表明：精神障碍患者吸烟可影响肝脏对精神类药物的代谢，从而降低血药浓度，影响药物治疗的效果。

（2）患者吸烟时乱扔烟蒂、烟灰随处乱弹，影响病区环境卫生，二手烟、三手烟还严重威胁周围人群的健康。

（3）精神障碍患者吸烟存在的安全隐患问题：常常因为争抢烟头、点烟等问题和病友发生冲突、斗殴事件；因为缺乏自知力，发生烫伤、火灾等隐患事件；因为烟瘾难耐在家属探视时纠缠家属购买香烟，私藏香烟、打火机等；部分患者利用香烟，私下进行赌博、交易（以食品交换香烟）等行为；个别强势患者欺凌弱小，要求弱势患者进贡家属探视时带来的香烟或食品，不仅损害其他患者的利益，也不利于病区的管理。

（4）患者吸烟增加个人家庭的经济负担。

---

① 占建华.精神病人藏药的原因分析及行为干预［J］.护理与康复，2003，2（2）：84—85.

② 朱巧玲.精神科男性患者吸烟原因分析及护理对策［J］.中国民康医学，2013，12，第25卷，上半月，第25期.

③ 毛翠娟.住院精神病人的吸烟问题［J］.现代康复，1998，第2卷，第9期.

④ 鲁玉荣.对住院精神病人吸烟管理的探讨［J］.临床使用护理学杂志，2018，第3卷，第29期.

2. 目的

通过实施控烟护理管理措施，降低精神障碍患者吸烟率，从而减少烟草对患者及周围人群的健康损害，减轻患者家属的经济负担，美化患者住院环境，降低病区安全隐患，利于病区管理。

3. 管理措施（见图 4.34）

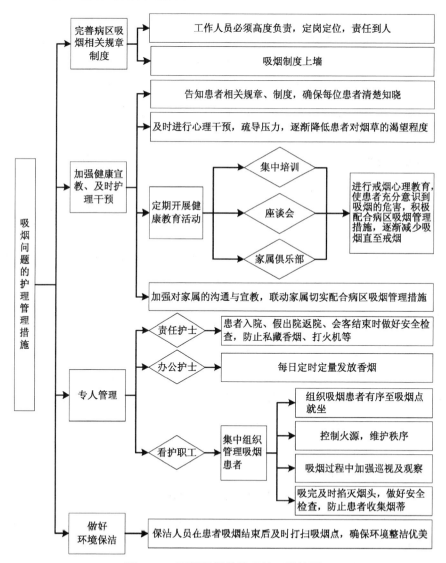

图 4.34　吸烟问题的护理管理措施图

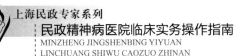
4. 注意事项

（1）护士对合并严重躯体疾病、精神症状波动明显的吸烟患者采取暂停发放香烟的措施时，应知会病区医师，医护协作，对患者做好解释工作，尽量取得患者的配合。

（2）吸烟患者必须遵守病区的相关规章制度，在规定的吸烟点吸烟，禁止在室内吸烟。

（3）吸烟点应配置一定数量的座椅、灭烟垃圾桶、灭火器等，职工应督促患者坐于座位吸烟，过程中加强看护，观察患者吸烟时有无病情变化，如剧烈咳嗽、呼吸急促、醉烟反应等，并及时告知床位医师。

（4）患者吸烟时，职工应加强巡视，维持良好的秩序，及时制止患者乱扔烟蒂、随地弹烟灰等不文明行为。

（5）吸烟后，职工应及时对患者进行安全检查，确认烟头全部掐灭，防止患者收集烟蒂。

（6）严禁以停发香烟作为惩罚患者的手段，以免触发患者不满情绪，引发意外事件。

（7）护理人员需有效遏制病区患者之间随意借香烟或用食品等物质换取香烟、用香烟进行赌博等行为，确保病区吸烟护理管理措施有效落实。

四、家属探视过程中的护理管理措施

慢性精神障碍患者由于长期住院、缺少家人陪伴，有些家属常怀有补偿心理，或者害怕患者吵闹。因此在探视过程中，对于患者提出的各种要求尽量予以满足，有时甚至故意避开、隐瞒医护人员。同时，由于家属缺乏安全意识及精神科疾病相关知识，往往没有意识到自己的行为会给患者带来危害，造成严重的后果。

1. 存在的风险

（1）患者带入打火机，有引起火灾的风险。

（2）患者进食过多，或者吃不干净的熟食，导致呕吐、腹泻、胃部不适等。

（3）家属给年老体弱、吞咽功能差、无牙的患者吃黏性强、坚硬、大块的食物，容易导致噎食。

（4）家属带患者出病区，可能会导致跌倒、走失等意外。

（5）家属偷偷带入酒、茶叶等给患者饮用，可能导致患者精神症状波动、影响睡眠等。

（6）家属将家中房产纠纷、家庭矛盾等告诉患者，导致患者情绪波动，发生消极、冲动等言行。

2．目的

为了保证患者的安全，探视过程中不发生噎食、跌倒、走失等意外，防止带入危险品和违禁品。

3．管理措施（见图 4.35）

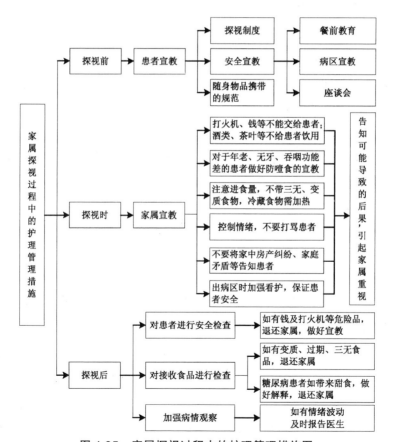

图 4.35　家属探视过程中的护理管理措施图

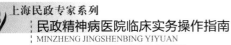
4．注意事项

（1）劝导家属少带熟食、香蕉等容易变质的食物，注意所带食物的量，过多不易存放。

（2）做好家属的防噎食宣教，具体内容参照第四章第四节"噎食患者的防范及应急处置流程"。

（3）做好安全检查后患者方可返室。具体内容参照本书第四章第一节"随身物品检查操作流程"。

（4）通过康复社工部定期组织的"家属俱乐部"，向家属宣传安全知识。

五、夜间异常行为的护理管理措施

精神病人常表现为思维紊乱，行为异常，否认有病，抗拒治疗，常在幻觉妄想的支配下出现各种意外情况，尤其是在夜间[1]。部分长期住院精神疾病的患者夜间有时会存在以下行为：玩水或玩粪便、毁物、持续吵闹、偷窃、来回走动。

1．存在的风险

可能对患者自身及他人造成伤害，对物品造成损失，影响自身及他人的夜眠质量。

2．目的

对患者夜间异常行为及时干预，保证患者自身及他人的安全。

3．管理措施（见图4.36）

4．注意事项

（1）发现患者有异常行为，要及时干预，加强心理疏导，确保患者在视野范围内活动。

（2）患者玩水或玩粪便后要及时清洗患者双手，更换患者潮湿、污染衣物，防受凉。及时清理周围环境，确保地面整洁、干燥。

---

① 刘凤云．浅谈住院精神病人的夜间护理［J］.菏泽医专学报，1998（04）：67—68.

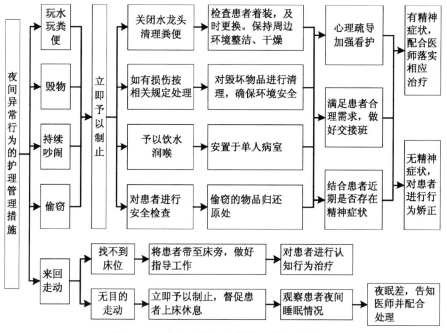

图 4.36　夜间异常行为的护理管理措施图

（3）患者发生毁物行为，要检查患者自身有无损伤，如有损伤及时告知医师并配合处理。同时观察患者是否受精神症状支配。若患者是对某特定物品存在毁坏行为，则避免患者接触该物品。

（4）家属探视及食用点心后要做好患者安全检查。发放香烟时注意控制数量。

（5）予以心理疏导等护理措施无效，患者仍存在异常行为应及时通知医务值班，予以针对性的处理。

（6）要做好交接班，及时书写护士记录。

（叶　雯、张　静、张晶晶、陆　梅、张　瑜）

第五章 慢性精神障碍患者康复训练操作规程

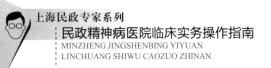

第一节　个体康复训练操作规程

　　个体康复针对自理较差，丧失部分功能、功能衰退的患者所进行的个体能力提高的训练。根据患者特点，训练内容主要是设计简单、易操作、能重复的康复项目，这样能较好地被这部分患者掌握吸收[①]。训练者由康复指导员担当，康复指导员需熟悉康复训练操作规程，并且耐心、仔细、善于观察。

一、日常生活能力的康复训练

　　日常生活能力的康复训练包括洗漱自理训练、进食自理训练、大小便自理训练、洗澡洗头训练、更衣自理训练、叠被子训练洗毛巾和袜子训练，皆为最基本的康复训练，却能最直接改善患者生活自理状况[②]。

（一）洗漱自理训练操作规程

1. 对象

个人卫生差，不能独立完成洗漱任务的衰退患者。

2. 目的

提高患者洗漱自理的能力，提高生活质量，减轻生活护理的压力。

3. 评估

（1）进行洗漱能力的初评，对不能独立完成的患者进行训练。

（2）评定要点：认脸盆、挤牙膏、刷牙、接水、拧

① 盛嘉玲，崔冰，戴晶景等.特殊教育对慢性衰退型精神病人康复疗效的初探［J］.中国民康医学，2007，19（22）：970—971.
② 盛嘉玲，张忠，陈永康等.生活自理能力训练对衰退病人的疗效观察［J］.中国民政医学杂志，2001（04）：47—49.

毛巾、洗脸、梳头等环节能否自己完成。

4．操作前准备

（1）环境准备：洗漱间内干净整洁，无危险隐患及危险物品存放。

（2）患者准备：了解训练内容，训练前上厕所，排队等候。

（3）用物准备：脸盆、毛巾、牙刷、牙膏、漱口杯、梳子、肥皂、擦脸油等。

（4）职工准备：衣帽整洁、态度和蔼、康复课程设置、训练内容提前准备。

5．操作步骤（见图 5.1）

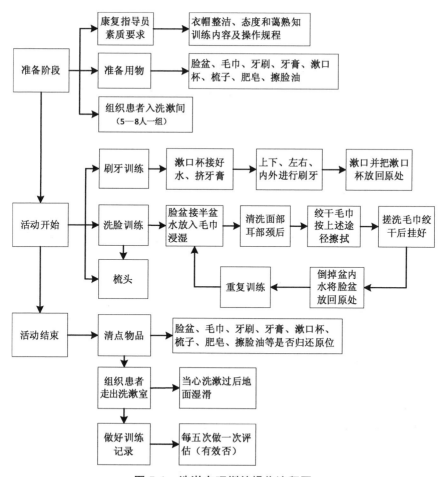

图 5.1　洗漱自理训练操作流程图

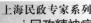

6. 注意事项

（1）工作人员耐心细心，不要大声训斥患者。

（2）洗漱间内地面保持干燥，以免患者滑倒。

（3）每次训练后均有记录，训练循序渐进，不可急于求成。

（4）如遇病情不稳或出现躯体症状时要暂停康复训练。

（二）进食自理训练操作规程

1. 对象

个人卫生差，不能独立完成进食过程的衰退患者。

2. 目的

提高患者饮食自理的能力，养成良好的饮食卫生习惯。

3. 评估

（1）进行吃饭及饮食卫生能力的初评，对不能独立完成者进行训练。

（2）评定要点：认碗筷、使用筷或匙，进食协调性、进食卫生，桌面清洁等环节能否自己完成。

4. 操作前准备

（1）环境准备：餐厅。

（2）患者准备：了解训练内容，训练前上厕所，排队等候。

（3）用物准备：碗、筷、匙、毛巾等用具。

（4）职工准备：衣帽整洁、态度和蔼、课程设置、训练内容提前准备。

5. 操作步骤（见图 5.2）

6. 注意事项

（1）工作人员耐心细心，不要大声训斥患者。

（2）餐厅地面清洁干燥，以免患者滑倒。

（3）每次训练均有记录，训练循序渐进不可急于求成。

（4）如遇病情不稳或出现躯体症状时要暂停康复训练。

（三）大小便自理训练操作规程

1. 对象

个人卫生差，大小便不能自理或不用手纸的衰退患者。

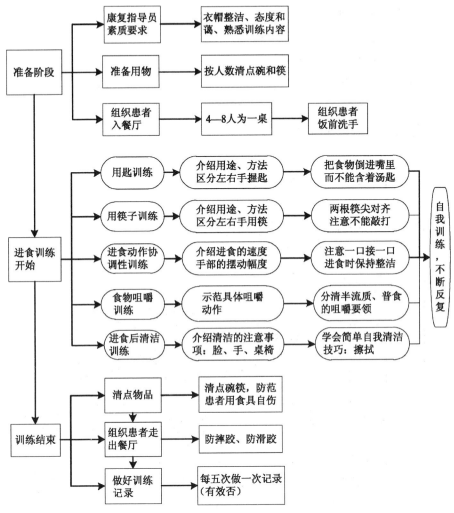

图 5.2　进食自理训练操作流程图

2．目的

养成大小便入厕，便后用手纸和洗手的习惯，提高个人卫生质量。

3．评估

（1）进行大小便自理能力的初评，对不能独立完成者进行训练。

（2）评定要点：入厕大小便，正确使用便器，便后用手纸、便后洗手等环节能否自己完成。

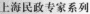

4. 操作前准备

（1）环境准备：厕所。

（2）患者准备：了解训练内容，排队等候。

（3）用物准备：便盆、手纸、洗手池、肥皂、毛巾等。

（4）职工准备：衣帽整洁、态度和蔼、课程设置、训练内容提前准备。

5. 操作步骤（见图5.3）

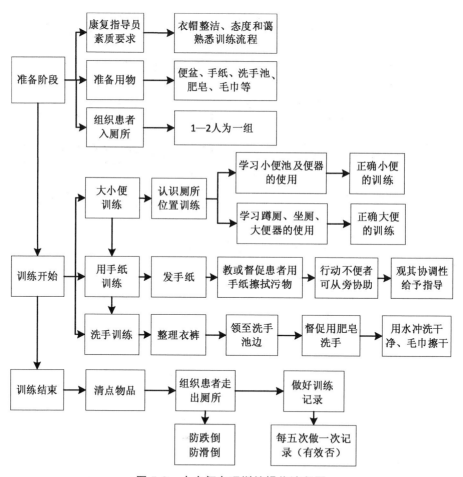

图 5.3　大小便自理训练操作流程图

6. 注意事项

（1）工作人员耐心细心，不要大声训斥患者。

（2）洗手训练时勿使患者玩水，喝污水。地面清洁干燥，以免患者滑倒。

（3）每次训练均有记录，训练循序渐进不可急于求成。

（4）如遇病情不稳或出现躯体症状时要暂停康复训练。

（四）洗澡、洗头自理训练操作规程

1. 对象

不能独立完成洗澡、洗头的衰退患者。

2. 目的

学会洗澡、洗头的基本技能，提高患者自我料理的能力。

3. 评估

（1）进行洗澡、洗头能力的初评，对不能独立完成者进行训练。

（2）评定要点：知晓洗澡、洗头程序，会使用香皂和洗发液，会用浴巾擦拭皮肤、用毛巾擦拭头发等环节能否自己完成。

4. 操作前准备

（1）环境准备：浴室。

（2）患者准备：了解训练内容，训练前上厕所，排队等候。

（3）用物准备：浴巾、毛巾、香皂、洗发液、拖鞋、更换的衣裤等。

（4）职工准备：衣帽整洁、态度和蔼、课程设置、训练内容提前准备。

5. 操作步骤（见图 5.4）

6. 注意事项

（1）工作人员耐心细心，不要大声训斥患者。

（2）室温 25 ℃以上，水温保持在 38 ℃—42 ℃。

（3）洗澡、洗头后及时擦干头发、皮肤防受凉。

（4）每次训练均有记录，训练循序渐进不可急于求成。

（5）如遇病情不稳或出现躯体症状时要暂停康复训练。

（五）更衣自理的训练操作规程

1. 对象

不能独立完成更衣的衰退患者。

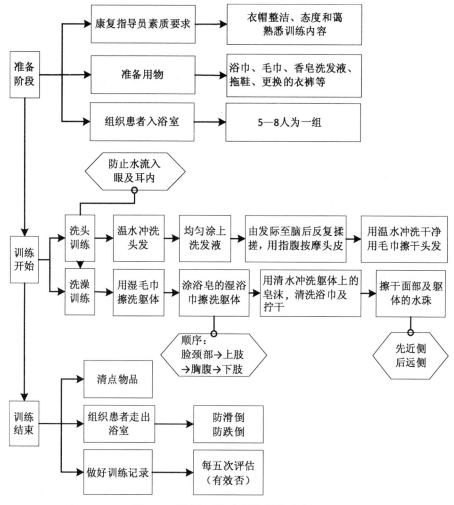

图 5.4　洗澡、洗头训练操作流程图

2. 目的

学会正确穿脱衣裤，识别正反的基本技能，提高患者自理能力。

3. 评估

（1）进行正确穿脱衣裤、识别正反能力的初评，对不能独立完成者进行训练。

（2）评定要点：正确穿脱衣服，正确穿脱裤子，正确穿脱袜子，正确穿脱鞋子，识别正反等环节能否自己完成。

4. 操作前准备

（1）环境准备：教室、活动室等处。

（2）患者准备：了解训练内容，训练前上厕所排尿、排便，排队等候。

（3）用物准备：清洁的衣、裤、袜子、鞋子等物。

（4）职工准备：衣帽整洁、态度和蔼、课程设置、训练内容提前准备。

5. 操作步骤（见图 5.5）

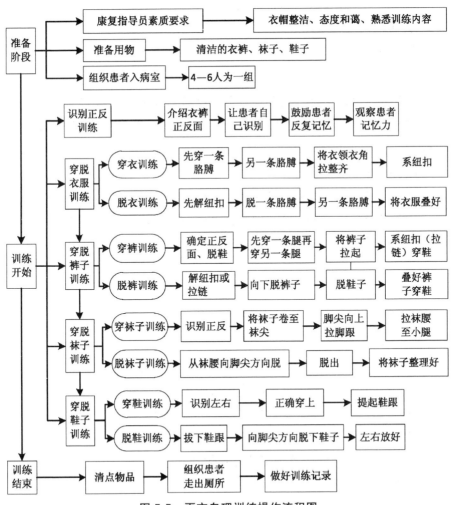

图 5.5　更衣自理训练操作流程图

6. 注意事项

（1）工作人员耐心细心，不要大声训斥患者。

（2）室内地面清洁干燥，以免患者滑倒。

（3）每次训练均有记录，训练循序渐进不可急于求成。

（4）如遇病情不稳或出现躯体症状时要暂停康复训练。

（六）叠被子自理训练操作规程

1. 对象

不能独立完成叠被子的衰退患者。

2. 目的

学会叠被子的基本技能，提高患者自理能力。

3. 评估

（1）进行叠被子能力的初评，对不能独立完成者进行训练。

（2）评定要点：识别被子正反面，正确叠被子等环节能否自己完成。

4. 操作前准备

（1）环境准备：病室干净整洁，无危险隐患及危险品存在。

（2）患者准备：了解训练内容，训练前先排尿、排便，排队等候。

（3）用物准备：床、床垫、褥子、床单、被子、枕头等物。

（4）职工准备：衣帽整洁、态度和蔼、课程设置、训练内容提前准备。

5. 操作步骤（见图5.6）

6. 注意事项

（1）工作人员耐心细心，不要大声训斥患者。

（2）室内地面清洁干燥，以免患者滑倒。

（3）每次训练均有记录，训练循序渐进不可急于求成。

（4）如遇病情不稳或出现躯体症状时要暂停康复训练。

（七）洗毛巾和袜子自理训练操作规程

1. 对象

不会洗毛巾、袜子的衰退患者。

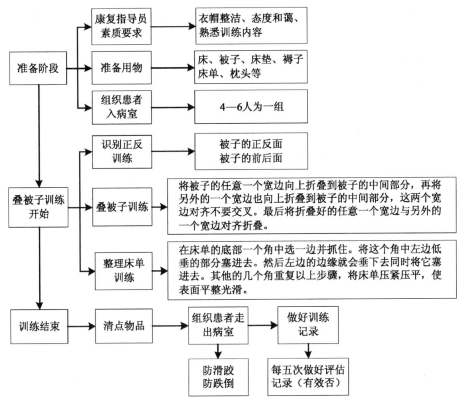

图 5.6 叠被子训练操作流程图

2. 目的

学会洗毛巾和袜子的基本技能，提高患者自理能力。

3. 评估

（1）进行洗毛巾和袜子能力的初评，对不能独立完成者进行训练。

（2）评定要点：清洗程序、打肥皂、搓洗、清水漂洗等环节能否自己完成。

4. 操作前准备

（1）环境准备：洗漱间干净整洁，地面干燥，无危险隐患及危险品存在。

（2）患者准备：了解训练内容，训练前排尿、排便，排队等候。

（3）用物准备：面盆、肥皂、毛巾、袜子等物。

（4）职工准备：衣帽整洁、态度和蔼、课程设置、训练内容提前准备。

5. 操作步骤（见图 5.7）

6. 注意事项

（1）工作人员耐心细心，不要大声训斥患者。

（2）室内地面清洁干燥，以免患者滑倒。

（3）每次训练均有记录，训练循序渐进不可急于求成。

（4）遇病情不稳或出现躯体症状时要暂停康复训练。

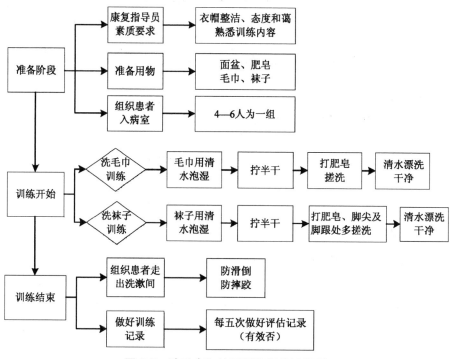

图 5.7 洗毛巾和袜子训练操作流程图

二、言语障碍类训练

言语障碍类训练包括非语言交流训练、自我介绍训练、言语训练、简单礼仪训练、文化教育。言语障碍类训练参与者由于主动性较差，需要康复指导员辅导患者不断反复训练同一个项目，达到巩固的目的①。

（一）非语言交流训练操作规程

1. 对象

存有语言障碍的精神病患者。

2. 目的

帮助提高患者日常生活表达能力，提高人际间沟通与交往水平。

3. 评估

（1）进行语言类表达障碍的初评，建立训练前基线。

（2）评估要点：听觉、发音、阅读、书写、重或极度智能障碍等。

4. 操作前准备

（1）环境准备：能容纳10—15人的教室或活动室。

（2）患者准备：提前通知，训练前上厕所，排队等候。

（3）用物准备：训练卡片、实物教材、记录纸、钢笔。

（4）职工准备：衣帽整洁，态度和蔼。课程设置、训练内容提前准备。

5. 操作步骤（见图5.8）

6. 注意事项

（1）该类训练者一般条件较差，康复指导员要有耐心。

（2）非语言训练项目较多，最好能系统备课，专人训练，持之以恒，达到能进行非语言沟通的能力。

（3）可配合阳性强化进行训练，如对表现好的患者给予奖励，对于差者不给奖励或停发喜欢的物品。

（4）若能进行一对一的训练最好，若是集体训练以5—10人为宜，并增加趣味性更好。

---

① 沈怡，席才良，陈杰等．始动训练对衰退型精神分裂症患者的疗效［J］．中国康复，2007，22（2）：138—139.

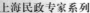

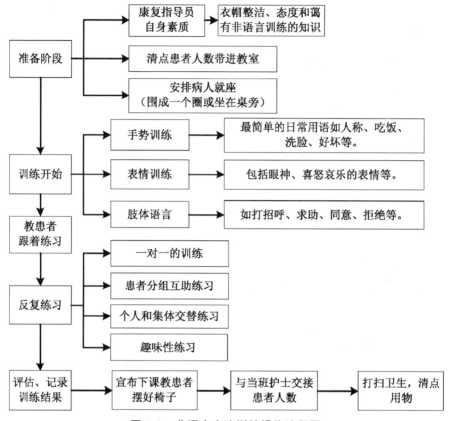

图 5.8　非语言交流训练操作流程图

（二）自我介绍训练操作规程

1. 对象

主要是一、二类患者，存在表达不清、自我认知障碍。

2. 目的

能正确识别自己的姓名、年龄、出生日期、家庭住址及成员的能力。

3. 评估

（1）进行自报家门的初评，对全部或部分不能完成者可入本组训练。

（2）评估要点：包括自己的姓名、年龄、出生日期、家庭住址及家庭成员等项目。

4. 操作前准备

（1）环境准备：能容纳 10—20 人的教室或活动室。

（2）患者准备：上课前先去排便、排尿，确定无躯体不适。

（3）用物准备：患者名册（包括姓名、性别、年龄、生肖、出生日期、家庭住址及家庭成员），记录单和钢笔等。

（4）职工准备：衣帽整洁、态度和蔼、课程设置、训练内容提前准备。

5. 操作步骤（见图 5.9）

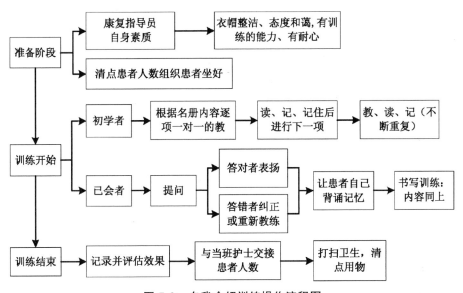

图 5.9　自我介绍训练操作流程图

6. 注意事项

（1）按花名册内容对号入座进行训练，勿随意改动，造成患者学习概念模糊。

（2）根据患者特点，采取一对一的反复训练，持之以恒，以利建立条件反射。

（3）可增加趣味性，或配合阳性强化进行训练，如对表现好的患者

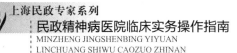

给予奖励，对于差者不给奖励或停发喜欢的物品。

（4）及时记录训练结果，对学会的内容经常提问巩固。

（三）言语训练操作规程

1. 对象

具有言语功能障碍者，大多为一、二类患者。

2. 目的

提高患者语言表达和理解能力，达到能用简单言语进行沟通的水平。

3. 评估

（1）进行言语类障碍的初评，对存在不同程度障碍者入组训练。

（2）评估要点：听觉障碍、口语表达障碍、阅读障碍、书写障碍等。

4. 操作前准备

（1）环境准备：能容纳 10—20 人的教室或活动室。

（2）患者准备：上课前先去排便、排尿，确定无躯体不适，病情稳定。

（3）用物准备：教学材料（如图片、自制教材、影像等）、黑板、粉笔、板擦、练习簿、笔、记录本。

（4）职工准备：衣帽整洁、态度和蔼、课程设置、训练内容提前准备。

5. 操作步骤（见图 5.10）

6. 注意事项

（1）教育内容通俗易懂，如智商低下者从认字开始，便于操作。

（2）根据情况制订形式多样的训练内容，比如猜字游戏、介绍自己等。

（3）护患间要有互动，注意调动患者的学习积极性和主观能动性。

（4）定期组织患者开展知识竞赛，巩固所学知识。

（5）观察对字、词、短句、句子的认识及理解运用的程度。

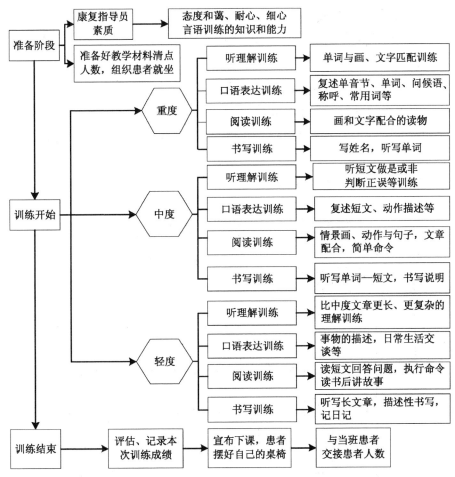

图 5.10　言语训练操作流程图

（四）简单礼仪训练操作规程

1. 对象

主要适合于一、二类衰退患者。

2. 目的

提高患者住院的文明程度及交往能力。

3. 评估

是否会正确称呼、拍手问候、主动与人打招呼等，对部分、完全不会或不主动者入组训练。

4. 操作前准备

（1）环境准备：活动室、教室中进行专题训练，达标后可在查房前集中训练。

（2）患者准备：提前通知，训练前上厕所，排队等候。

（3）用物准备：记录纸和笔。

（4）职工准备：衣帽整洁、态度和蔼、课程设置、训练内容提前准备。

5. 操作步骤（见图 5.11）

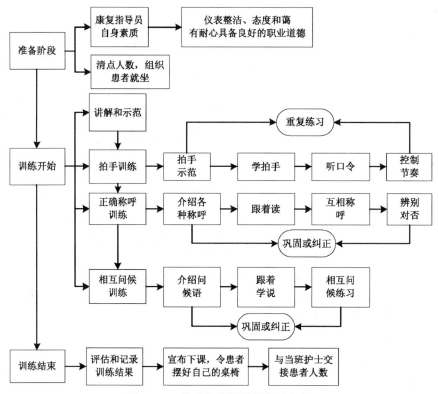

图 5.11　简单礼仪训练操作流程图

6. 注意事项

（1）训练时要求患者抬头、挺胸、有精神，拍手时双手放胸前，注意姿势。

（2）礼貌拍手训练达标后，可在日常生活中巩固，如在医生查房前、外人来参观时、或者患者就餐前进行。

（3）由于训练的患者多数智能受损，故要有耐心、持之以恒，长期坚持才有效果。训练中可结合阳性奖酬强化记忆。

（五）文化教育训练操作规程

1. 对象

各类慢性精神障碍患者。但一、二类患者侧重于幼儿类或小学文化教育，三、四类患者则可进行阅读、时事、科普类等内容的学习。

2. 目的

提高文化水平，丰富患者的住院生活，培养学习能力。

3. 评估

（1）一、二类患者初评，评估要点为：对颜色、数字、图形、文字等的识别程度，对不能独立完成入组。

（2）对三、四类患者初评，评估要点为：对阅读理解，历史、时事、科学常识等的兴趣及掌握程度，对有学习能力者入组。

4. 操作前准备

（1）环境准备：活动室、影视厅或教室（根据人数而定）。

（2）患者准备：病情稳定，上课前先上厕所，了解培训内容。

（3）用物准备：教学材料（如识字卡片、图片、多媒体、影像、积木、报纸等）、黑板、粉笔、练习簿、铅笔等。

（4）职工准备：衣帽整洁、态度和蔼，课程设置、训练内容提前准备。

5. 操作步骤（见图5.12）

6. 注意事项

（1）根据患者的需求开展形式多样的文化教育。

（2）教育内容要具有实用性和针对性，通俗易懂，使患者易于掌握。

（3）护患间要有互动，注意调动患者的学习积极性和主观能动性。

（4）定期组织患者开展知识竞赛，巩固所学知识。

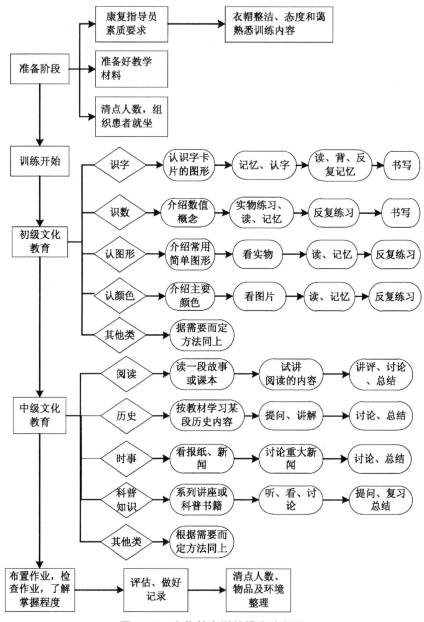

图 5.12　文化教育训练操作流程图

（蒋琳娜）

第二节　群体康复训练操作规程

群体康复训练，主要针对病区里 20—30 名患者同时开展的康复训练项目。所涉及的面较广，本书就一些长期易于开展的群体康复训练进行分类介绍，主要分为娱乐项目训练、艺术技能类项目、作业训练项目三大类，通过娱乐参与、休闲教育、功能干预三个步骤，为患者提供更多的学习、交流、沟通机会，对减缓患者衰退，丰富住院生活起到关键作用。

一、娱乐类项目训练操作规程

群体康复娱乐类项目包括游艺类、球类活动、健身体操类[①]、棋牌类，康复指导员根据患者的障碍特点，采取针对性措施，帮助患者建立或恢复独立参与娱乐类活动的能力，享受丰富的院内康复生活，使患者身心处于健康和良好状态。

（一）游艺类活动训练操作规程

1. 对象

精神症状稳定的各类慢性精神障碍患者。

2. 目的

丰富住院生活，培养情趣、提高人际交往能力，减慢衰退速度。

3. 评估

对兴趣性、曾会否、自觉性、注意力、主动性等方面进行评估。

4. 操作前准备

（1）环境准备：康复活动大厅、各病区活动室、院内花园等处。

（2）患者准备：提前通知，活动前上厕所，需知教育。

（3）用物准备：根据游艺内容准备用品，如保龄球、飞镖、套圈、跳绳等。

---

① 刘苏敏，曹轶，盛嘉玲，太极拳对慢性精神分裂症患者康复效果的影响［J］.中国民康医学，2017，029（005）：52—54.

（4）职工准备：衣帽整洁，态度和蔼。课程设置、训练内容提前准备。

5. 操作步骤（见图 5.13）

6. 注意事项

（1）观察患者参与活动时的情况，记录患者每次参与的表现（变化）。

（2）选择游戏用具时要考虑其安全性，活动完毕及时清点人数和活动用具。

（3）选择患者宜接受的游艺活动，防意外事件的发生。

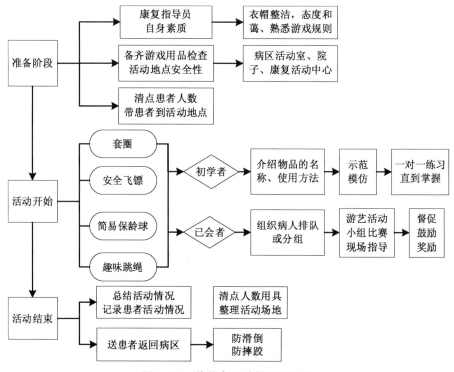

图 5.13　游艺类活动操作流程图

（二）球类活动训练操作规程

1. 对象

病情稳定的住院各类慢性精神障碍患者。

2．目的

增强体能、调节情绪、丰富住院生活，提高人际交往能力。

3．评估

对兴趣性、曾会否、自觉性、注意力、主动性等方面进行评估。

4．操作前准备

（1）环境准备：篮球场、室内操场、乒乓球室、活动室等地。

（2）患者准备：运动前无不适，提前通知，活动前上厕所，需知教育。

（3）用物准备：各种球类用品，如篮球、排球、足球、羽毛球、乒乓球、三毛球等。另外如果在夏季还要准备饮用水，防暑药品等。

（4）职工准备：衣帽整洁，态度和蔼。课程设置、训练内容提前准备。

5．操作步骤（见图5.14）

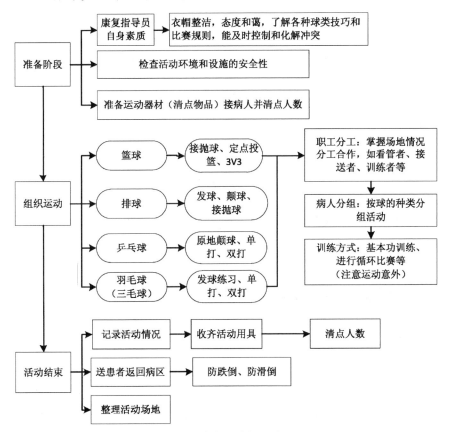

图 5.14　球类活动操作流程图

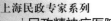

6. 注意事项

（1）密切观察患者病情，防冲动伤人。若有异常及时送回病区。

（2）看管好运动物品，结束时清点数量，防作为危险物品伤及他人。

（3）注意运动强度，适当休息，及时补充水分。

（4）训练或比赛中，注意组织好人员，加强管理，防患者走失。

（三）健身体操类活动训练操作规程

1. 对象

病情稳定的各类住院精神障碍患者。

2. 目的

强身健体，调节情绪、丰富住院生活，提高人际交往能力。

3. 评估

对兴趣性、曾会否、自觉性、注意力、主动性等方面进行评估。

4. 操作前准备

（1）环境准备：康复活动大厅、操场，篮球场、病区活动室等处。

（2）患者准备：活动前无不适，提前通知，活动前上厕所，需知教育。

（3）用物准备：①各种健身器材，如跑步机、拉力机、蹬力机、旋转机等。②各种体操用物，如哑铃、篮球、红旗、拐杖、呼啦圈、绸带等配套体操用物。③另外如果在夏季还要准备饮用水、防暑药品等。

（4）职工准备：衣帽整洁，态度和蔼。课程设置、训练内容提前准备。

5. 操作步骤（见图 5.15）

6. 注意事项

（1）选择适应的项目，动作不宜过大、过强势，训练中要做到循序渐进。

（2）加强管理，防患者走失或冲动伤人，若有异常及时送回病区。

（3）看管好运动物品，结束时清点数量，防作为危险物品伤及他人。

（4）适当休息，及时补充水分。

（5）加强督促，尤其对疏懒、少动者动员其起来做运动。

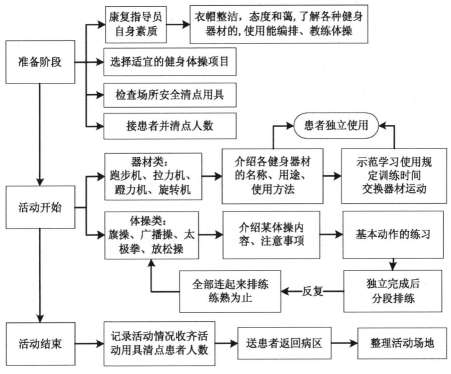

图 5.15　健身体操类活动操作流程图

（四）棋牌类活动训练操作规程

1. 对象

有棋牌类爱好的各类慢性精神病患者。

2. 目的

丰富住院生活，培养人际间交往能力，减慢衰退速度。

3. 评估

（1）对棋牌类活动的初评，对有兴趣、有学习能力者入组。

（2）评估要点：对兴趣性、曾会否、自觉性、注意力、主动性等方面进行评估。

4. 操作前准备

（1）环境准备：棋牌室、活动室。

（2）患者准备：提前通知，活动前上厕所，需知教育。

（3）用物准备：各类棋子、棋盘、扑克牌等物品。

（4）职工准备：课程设置、训练内容提前准备。

5. 操作步骤（见图 5.16）

6. 注意事项

（1）了解患者近期病情，有无病情波动及不适，据情况及时调整人员。

（2）在接、送患者时注意安全，防逃跑。

（3）在活动中防止因纠纷而引起的冲动伤人或自伤。

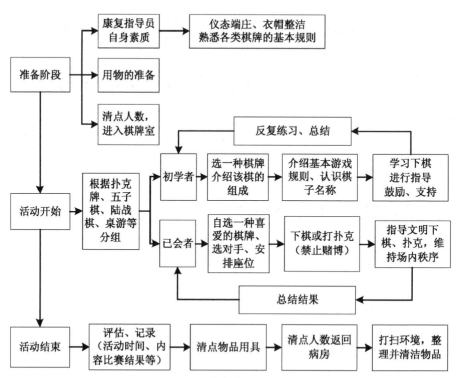

图 5.16　棋牌类活动操作流程图

二、艺术技能类项目训练操作规程

艺术康复治疗是用各种艺术的手段来影响人们的心理活动，从而达到心理康复及医治疾病的效果。本段着重对艺术类康复治疗的乐器类、歌咏类 [1][2][3]、绘画类 [4]、舞蹈类的操作规程做简要说明。

（一）乐器类活动训练操作规程

1. 对象

一、二类患者可学习打击乐，三、四类可进行其他乐器演奏。

2. 目的

学习某乐器的演奏技巧，调节情绪、丰富住院生活。

3. 评估

对兴趣性、曾会否、自觉性、注意力、主动性等方面进行评估。

4. 操作前准备

（1）环境准备：康复活动大厅、各病区的影视厅等处。

（2）患者准备：提前通知，活动前上厕所，需知教育。

（3）用物准备：各自演奏乐器，乐谱等。

（4）职工准备：衣帽整洁，态度和蔼。课程设置、训练内容提前准备。

5. 操作步骤（见图 5.17）

6. 注意事项

（1）活动中严密观察患者情绪，防用乐器伤人现象的发生。

（2）如发现情绪不稳者及时终止，与医师联系送回。

---

[1] 盛嘉玲，陈晓光，骆慧燕等.大合唱训练 8 年对慢性精神分裂症康复的疗效［J］.上海精神医学，2009.06：330—332，335.

[2] 盛嘉玲，刘全春，陆锦萍等.歌唱训练治疗慢性精神分裂症［J］.中国康复，2002（02）：61—63.

[3] 盛嘉玲，马艳军，白淑芝等.音乐治疗对精神分裂症的临床疗效观察与研究［J］.中国神经精神疾病杂志，1994（2）：107—108.

[4] 孔令芳，钱倩，盛嘉玲.绘画疗法对慢性精神分裂症康复的疗效［J］.中国民康医学月刊，2007，019（012）：1078，1093.

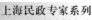

（3）活动结束后一定要清点乐器数量。

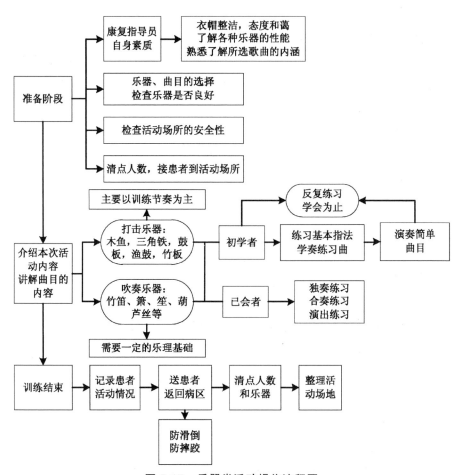

图 5.17　乐器类活动操作流程图

（二）歌咏类活动训练操作规程

1. 对象

病情稳定的三、四类精神障碍患者。

2. 目的

调节情绪、丰富住院生活，提高人际交往能力。

3. 评估

对兴趣性、曾会否、自觉性、注意力、主动性等方面进行评估。

4. 操作前准备

（1）环境准备：康复活动大厅、各病区的影视厅、活动室等处。

（2）患者准备：提前通知，活动前上厕所，需知教育。

（3）用物准备：钢琴或伴奏乐器，歌谱，桌椅等。

（4）职工准备：衣帽整洁，态度和蔼。课程设置、训练内容提前准备。

5. 操作步骤（见图 5.18）

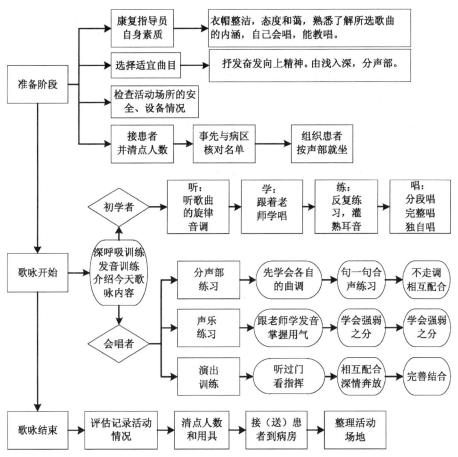

图 5.18　歌咏类活动操作流程图

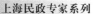

6．注意事项

（1）观察患者参与活动时的情况，如有不适者及时与病区医师联系并送回。

（2）选择曲目要适宜。

（3）活动中要注意安全，防意外事故发生。

（4）接送患者时防逃跑。

（三）绘画类活动训练操作规程

1．对象

精神状况稳定，且对绘画有兴趣的三、四类精神障碍患者。

2．目的

培养患者绘画技能、增强手脑协调能力，延缓功能的衰退。

3．评估

绘画能力、学习能力、兴趣性、主动性、是否能互相帮助。

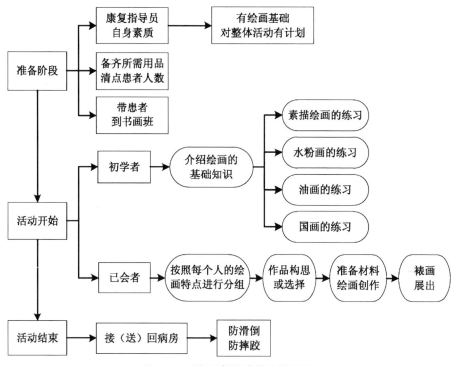

图 5.19　绘画类活动操作流程图

4. 操作前准备

（1）环境准备：书画室。

（2）患者准备：病情稳定、全身状况良好。

（3）用物准备：绘画纸、笔、颜料等绘画用品。

（4）职工准备：课程设置、训练内容提前准备。

5. 操作步骤（见图5.19）

6. 注意事项

（1）密切注意患者的动向，防止逃跑。

（2）严格管理绘画工具、颜料等，防止被患者吞入等发生意外。

（3）患者不准在室内吸烟。

（四）舞蹈类活动训练操作规程

1. 对象

病情稳定的各类慢性精神障碍患者。

2. 目的

健身娱乐、调节情绪、丰富住院生活，提高人际交往能力。

3. 评估

对兴趣性、曾会否、自觉性、注意力、主动性等方面进行评估。

4. 操作前准备

（1）环境准备：康复活动大厅、各病区的活动、院子内等处。

（2）患者准备：提前通知，活动前上厕所，需知教育。

（3）用物准备：舞蹈道具、音响、舞蹈音乐带等。

（4）职工准备：衣帽整洁，态度和蔼。课程设置、训练内容提前准备。

5. 操作步骤（见图5.20）

6. 注意事项

（1）观察患者活动中的情况，对有不适宜者及时联系病区医生说明情况。

（2）舞蹈编排要适宜，对精神病患者动作不宜过大和过难。

（3）接送患者时防逃跑。

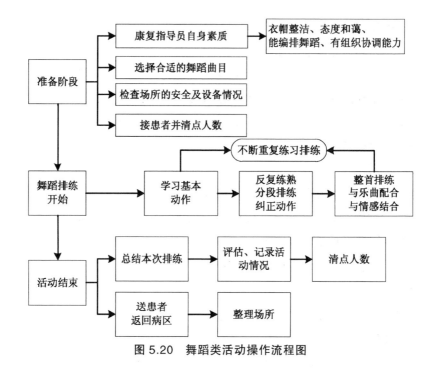

图 5.20　舞蹈类活动操作流程图

三、作业类训练操作规程

作业类训练[1]主要介绍手工作业训练、认知训练、家庭生活技能训练[2]、园艺训练、厨艺训练，康复指导员应有针对性地、经过选择地，对身体上、精神上、发育上有功能障碍的患者，进行治疗和训练，使其恢复、改善和增强生活、学习和劳动能力。

（一）手工作业训练操作规程

1. 对象

精神症状稳定，且对手工制作有兴趣的三、四类精神康复患者。

2. 目的

培养休养员手工制作技能、增强手脑协调能力，延缓功能衰退。

---

[1] 盛嘉玲，居还英，钟婉莲等．作业疗法对提高精神发育迟滞患者的日常生活能力的效果［J］．中国民康医学，2016，000（002）：96—98.

[2] 杨玉清，盛嘉玲，张靖雯等．家庭化管理模式对慢性精神分裂症患者的疗效观察［J］．中国康复，2013，28（1）：72—74.

3. 评估

手协调能力、学习能力、兴趣性、主动性、是否能互相帮助。

4. 操作前准备

（1）环境准备：手工室。

（2）患者准备：病情稳定、全身状况良好。

（3）用物准备：手工用品。

（4）职工准备：课程设置、训练内容提前准备。

5. 操作步骤（见图 5.21）

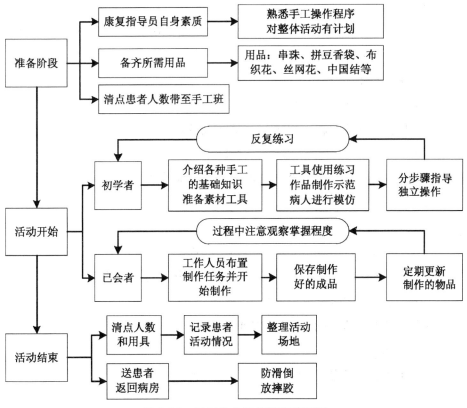

图 5.21　手工作业训练操作流程图

6. 注意事项

（1）密切注意休养员的动向，防止逃跑。

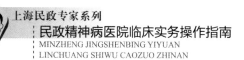
（2）严格管理剪刀、刀片等工具，防止被患者带出，造成意外。

（3）患者吸烟有制度，防止火灾。

（二）认知训练操作规程

1. 对象

精神状况稳定的三、四类精神康复患者。

2. 目的

主要对注意力、感知觉、记忆力、思维力、情绪能力、认知灵活性等六大认知能力进行训练，帮助精神康复患者提升认知水平。

3. 评估

对注意力、感知觉、记忆力、思维力、情绪能力、认知灵活性等多种认知能力的测评，训练功能。

4. 操作前准备

（1）环境准备：治疗室。

（2）患者准备：病情稳定、全身状况良好。

（3）用物准备：认知训练用品、电脑。

（4）职工准备：课程设置、训练内容提前准备。

5. 操作步骤（见图5.22）

6. 注意事项

（1）密切注意休养员的动向，防止逃跑。

（2）严格管理危险工具，防止被患者带出，造成意外。

（3）患者吸烟有制度，防止火灾。

（三）家庭生活技能训练操作规程

1. 对象

精神状况稳定的三、四类精神康复患者。

2. 目的

培养患者家庭生活技能、增强各方面综合能力、延缓功能的衰退。

3. 评估

家庭生活能力、学习能力、兴趣性、主动性、是否能互相帮助。

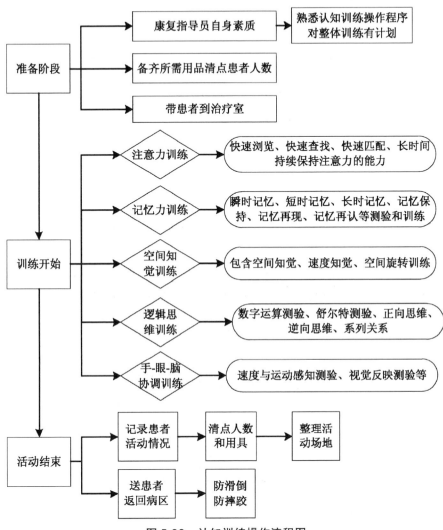

图 5.22　认知训练操作流程图

4.操作前准备

（1）环境准备：各病房活动室、模拟社会生活区、厨房训练场所。

（2）患者准备：病情稳定、全身状况良好。

（3）用物准备：各种所需的用具。

（4）职工准备：课程设置、训练内容提前准备。

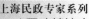
5. 操作步骤（见图 5.23）

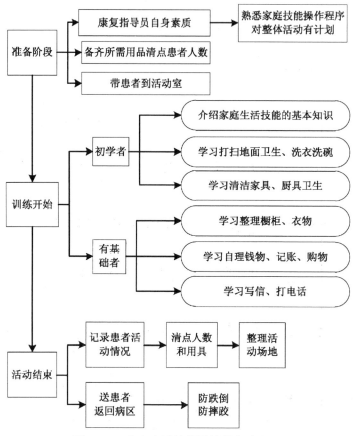

图 5.23　家庭生活技能训练操作流程图

6. 注意事项

（1）训练中注意休养员安全，防刀剪伤人。

（2）患者外出时密切注意动向，防止走失。

（3）严格管理劳动工具，防止被患者带出，发生意外。

（4）遵守患者吸烟有制度，防止火灾。

（四）园艺训练操作规程

1. 对象

精神状况稳定，且对花草种植有兴趣的三、四类精神康复患者。

2. 目的

培养患者栽培技能、增强动手能力，延缓功能的衰退。

3. 评估

劳动能力、学习能力、兴趣性、主动性、是否能互相帮助。

4. 操作前准备

（1）环境准备：院内花圃或者绿化带。

（2）患者准备：病情稳定、全身状况良好。

（3）用物准备：栽种用具。

（4）职工准备：课程设置、训练内容提前准备。

5. 操作步骤（见图5.24）

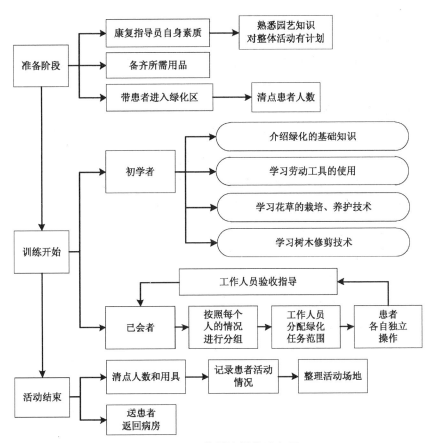

图 5.24　园艺训练操作流程图

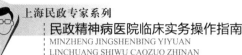
6. 注意事项

（1）注意劳动中的安全，防坠落致伤。

（2）注意患者的动向，防止逃跑。

（3）严格管理劳动工具，防止被患者带出，发生意外。

（五）厨艺训练操作规程

1. 对象

精神状况稳定，且对厨艺烹饪、点心制作有兴趣的三、四类精神康复患者（6人一组）。

2. 目的

培养患者厨艺烹饪、点心制作技能、增强居家生活自理能力，延缓功能的衰退。

3. 评估

烹饪技巧、学习能力、口感味道、兴趣性、参与性、整洁性、是否能互相帮助。

4. 操作前准备

（1）环境准备：厨艺训练专用厨房。

（2）患者准备：病情稳定、全身状况良好。

（3）用物准备：电磁炉、不粘锅等厨房用具、调味料等。

（4）职工准备：课程设置、训练内容提前准备。

5. 操作步骤（见图 5.25）

6. 注意事项

（1）注意烹饪安全，防止烫伤。

（2）注意患者的动向，防止逃跑。

（3）严格管理烹饪工具，防止被患者带出，发生意外。

（4）严格管控黄（料）酒，防止患者私拿。

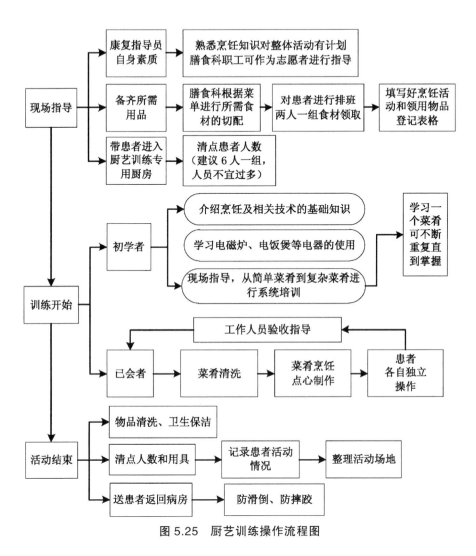

图 5.25 厨艺训练操作流程图

（彭佳颖、蒋琳娜）

第六章　慢性精神障碍患者医务社工操作规程

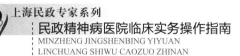
精神健康社会工作（Psychiatric Social Work）作为医务社会工作的一个分支，是一门涉及社会工作与精神医疗双重领域的专门学科和实务领域。一般而言，涉及精神疾病防治及精神卫生措施中的社会工作实施，即可称为精神健康或精神医疗社会工作①。其普遍存在于精神和心理医疗卫生服务情境中，随着快速的城市化及社会发展和人们复杂的心理需求变化而丰富和发展。

社工专业服务在精神障碍疾病的预防、治疗和康复等多方面都发挥着重要的支持和促进作用②。此节主要涉及住院环境下精神健康领域专业社会工作服务的活动和项目，包括患者个案、小组、小型团康活动等社会工作基础服务，春秋游、运动会、大型联欢会、大型健康宣教等团体康复服务，以及个案管理工作，家属俱乐部、社会融合、职业康复、朋辈支持康复等一系列社工项目化管理工作和志愿者相关内容的实践操作流程，以供参考。

第一节　社工基础服务

精神健康社会工作的基础服务内容包括针对患者的个案、小组和小型团体康复服务，其中个案、小组是以

---

① 赵环，何雪松．精神卫生社会工作新的发展方向［J］．社会福利，2009（09）：41—42.
② 蒋琳娜，陈晓光，孔晓君等．增能理论介入住院慢性精神障碍患者康复的行动研究——以上海市民政第一精神卫生中心为例［J］．中国社会工作，2017（36）：27—32，39.

精神障碍患者为直接服务对象，运用专业的知识、方法和技巧，结合社会和患者的实际情况，通过专业的操作流程，进而帮助或促进患者改变和康复。而小型团体康复服务区别于个案、小组服务，形式和内容更灵活多变，还可以结合群体康复训练，加强康复成效。

一、精神健康社工个案服务

1. 目的

（1）帮助患者缓解和消除住院康复期间的情绪管理、人际关系、自我成长、行为表现等方面问题。

（2）帮助患者适应住院环境，提高治疗依从性。

（3）改善患者个人、家庭和医院的三方关系，链接多方资源，提供物质和精神支持。

（4）针对患者的特殊情况和需要，激发个人潜能，协助恢复社会功能，为重新融入社会做准备。

2. 操作前准备

（1）检查个案会谈环境安全性，布置会谈场所，营造温馨放松的环境。

（2）与病区医护人员确定患者的病情稳定，可以外出参与个案会谈。

（3）初步了解和预估患者的基本情况，拟定访谈提纲。

（4）与部门其他工作人员做好突发事件的应对预案。

3. 操作流程（见图 6.1）

4. 注意事项

（1）明确每次活动的参与人员，与病区做好交接工作。

（2）接送病人时防跌倒防逃跑。

（3）这个会谈过程中密切注意患者的情绪和行为变化。

（4）会谈前后，及时将患者的生理和情绪心理情况反馈给病区。

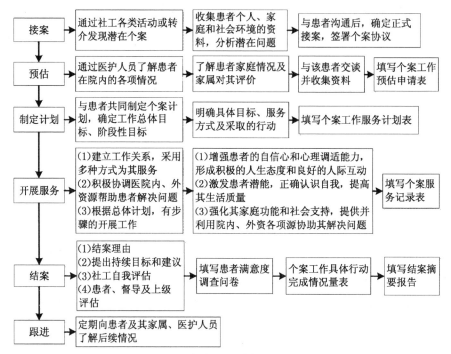

图 6.1 个案服务的操作流程图

二、精神健康社工小组服务

1. 目的

（1）通过以团体和小组为对象，促进患者之间的交流互动，学习社会生活规范和人际关系等技巧，提升团体凝聚力，形成和谐友爱的病区氛围。

（2）通过彼此互动、支持、教育、治疗等小组动力，不断发掘自身能力、提升自信心，促进组员态度、行为和情绪的改变。

（3）发挥小组协调性和组织性的功能，帮助患者更好地适应集体住院生活，逐步恢复一定的社会功能。

（4）唤起患者生活兴趣，改善住院慢性患者精神症状和生活质量[①]。

2. 操作前准备

（1）检查小组活动环境安全性，布置活动场所，营造温馨放松的环境。

（2）与病区医护人员确定患者的病情情况，是否适宜参加外出、集

---

① 俞左英，顾燕，沈怡等.兴趣小组活动对慢性精神病患者生活质量的影响［J］.中国民康医学，2008（23）：119—120.

体活动。

（3）初步了解患者的基本情况，确定小组目标、小组活动计划，拟定活动内容。

（4）与部门其他工作人员做好突发事件的应对预案。

3. 操作流程（见图 6.2）

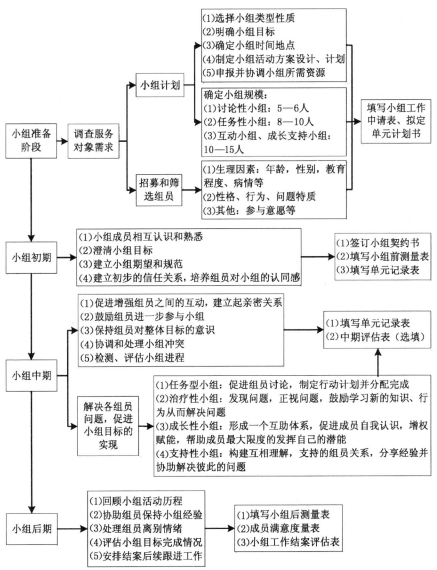

图 6.2　小组服务的操作流程图

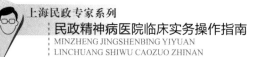

4．注意事项

（1）明确每次活动的参与人员，清点人数，与病区做好交接工作。

（2）接送病人时注意防跌倒、防逃跑。

（3）这个小组活动过程中密切注意患者的情绪和行为变化，控制好现场氛围和秩序。

（4）每节小组活动后，及时将患者的生理和情绪心理情况反馈给病区。

三、小型团康活动

小型团康活动是指主要针对病区中15—20人左右的团体开展的小规模康复系列活动，相对大型或一般团体康复活动其优势在于不拘场地、操作简单，道具易得，内容灵活，适用于多种环境、不同状态下患者的康复训练。由于住院环境有限，如何利用有限的时间和空间在病区内为患者提供更丰富有趣的活动是小型团康活动的工作重点。

1．目的

（1）通过小型团康活动，促使患者在活动范围有限的情况下开动脑筋，锻炼肢体，放松娱乐，增加患者生活的趣味性，丰富生活体验。

（2）通过小型团康的方式激发患者奋发进取的心理动力，改善患者因住院时间长而逐渐出现生活懒散、社会功能下降的现象。

（3）通过小型团康活动，促进患者与他人之间的交流互动，舒缓情绪，营造轻松愉快的病区氛围。

2．操作前准备

（1）确定团康活动项目，安排活动时间，地点，工作人员等。

（2）布置活动场所，确保团康活动安全有序地进行。

（3）与病区医护人员确定参与患者的病情稳定，适宜参加活动。

（4）准备好活动用品、记录本、奖品等。

（5）做好突发紧急事件（发生争执、受伤等）的应对预案。

3．操作流程（见图6.3）

4．注意事项

（1）根据患者的不同康复状态和生、心理需要安排适宜的不同的团康活动（群体康复训练或病区社区活动等）。

（2）体育类、游戏类等需要肢体活动的注意预防跌倒受伤等现象发生。

（3）团康活动过程中密切注意患者的情绪和行为变化，控制好现场氛围和秩序。

（4）活动结束后及时将记录汇总比赛结果，分享感受，也可以设立奖项等调动患者参与的积极性。

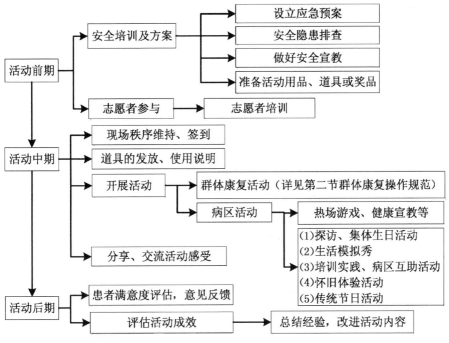

图 6.3　小型团康活动的操作流程图

（彭佳颖）

217

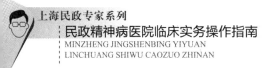

第二节　大型团体康复活动

　　大型团体活动是指多部门联合筹办，全院患者共同参与的活动，由于涉及人数和部门较多，在计划和安排时要尽可能详细和具体，确保各环节的安全有序进行。

一、春秋游实施流程

　　1. 对象

病情稳定的各类精神障碍患者。

　　2. 目的

游览祖国的大好河山，丰富住院生活，促进身心健康。

　　3. 评估

病情稳定，无严重躯体合并症，无出走、冲动、消极等行为，服从管理者，以三、四类患者为主。

　　4. 操作前准备

　　（1）环境准备：选旅游点、实地考察，确定路线、就餐点，确定出游日期。

　　（2）患者准备：文明休养员等优先，需知教育、更换旅游服。

　　（3）用物准备：手纸、塑料袋、防暑药品、饮用水、毛巾等物品。

　　（4）职工准备：旅游方案的设计、准备。旅游途中的组织、指挥。

　　5. 操作流程（见图6.4）

　　6. 注意事项

　　（1）选择适宜的患者参加，加强职工责任性教育。

　　（2）患者在移动过程中，特别注意患者安全，加强管理，始终将患者放在视野之内，防患者走失、跌伤、中暑等意外事故发生。

　　（3）注意饮食卫生，防暴饮暴食。

　　（4）旅游结束后，可召开座谈会，激发情绪。

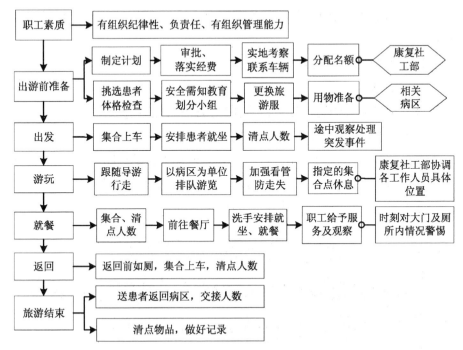

图 6.4 春秋游的操作流程图

二、运动会实施流程

1. 对象

病情稳定的各类精神障碍患者。

2. 目的

提高机体功能，增强体质，激发其主动性和竞争性，提高交往能力。

3. 评估

运动项目的技能，对体育活动兴趣性、主动性、安全性，病情稳定。

4. 操作前准备

（1）环境准备：篮球场或操场。

（2）患者准备：需知教育，更换运动服，活动前上厕所。

（3）用物准备：根据运动项目准备用具。

（4）职工准备：运动会方案的设计、准备。运动会途中的组织、指挥。

5. 操作流程（见图6.5）

6. 注意事项

（1）选择适宜的运动项目，避免剧烈运动，防骨折发生。

（2）注意活动器具的安全性，防止危险物品伤及他人。

（3）做好安全保护工作，将患者放在视野中，防逃跑。

（4）本着"友谊第一，比赛第二"的原则，做好患者情绪稳定工作。

（5）患者上厕所派专人接送，及时清点人数。

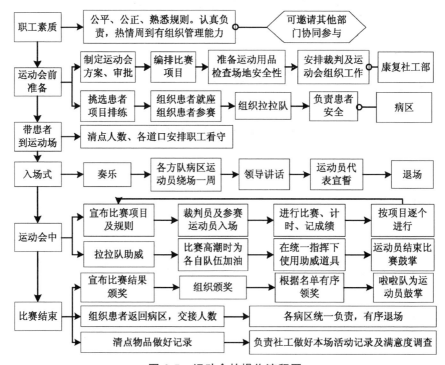

图 6.5　运动会的操作流程图

三、大型联欢会实施流程

1. 对象

病情稳定的各类精神障碍患者。

2．目的

丰富患者文化生活，提高社交和适应能力，节日庆典，调解情绪。

3．评估

对联欢活动兴趣性、主动性。病情稳定者，以三、四类患者为主。

4．操作前准备

（1）环境准备：康复活动大厅、露天操场、院内花园等地。

（2）患者准备：节目的排练，换演出服，化妆，啦啦队训练，需知教育。

（3）用物准备：演出服、道具、乐器、CD 带、烟花等用物。

（4）职工准备：联欢活动方案的设计、准备。联欢途中的组织、指挥。

5．操作流程（见图 6.6）

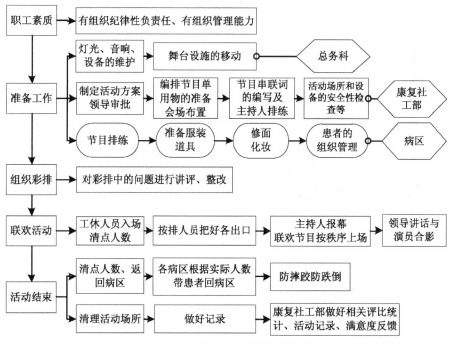

图 6.6　大型联欢会的操作流程图

6．注意事项

（1）选择适宜的患者，及时清点人数。

（2）患者移动过程排队有序前行，工作人员分散随同看管，防患者走失。

（3）演出中，做好安全防范工作，各个道口安排工作人员把守，各病区看管好各自的患者。

（4）患者上下台安排人员接送，协助换服装。

（5）道具用好后及时清点收回，防止危险物品伤人。

四、大型健康宣教实施流程

1. 对象

病情稳定的各类精神障碍患者。

2. 目的

提高患者对于健康知识的了解以及对于疾病知识的防控意识。

3. 评估

对上课内容的了解程度。病情稳定者，以三、四类患者为主。

4. 操作前准备

（1）环境准备：康复活动大厅。

（2）患者准备：病区安排相关患者、每个病区需留守一名职工负责在场本病区患者纪律并做好接送。

（3）用物准备：讲义准备、电子屏、电脑。

（4）职工准备：相关上课人员（医师、护士、药剂师）的PPT，现场的组织、指挥。

5. 操作流程（见图6.7）

6. 注意事项

（1）选择适宜的患者，及时清点人数。

（2）患者移动过程排队有序前行，工作人员分散随同看管，防患者走失。

（3）大课宣教时，做好安全防范工作，各个道口安排工作人员把守。

（4）各病区安排好各自的患者就座并做好相关签到。

（5）大课宣教结束后，可提供现场提问环节。

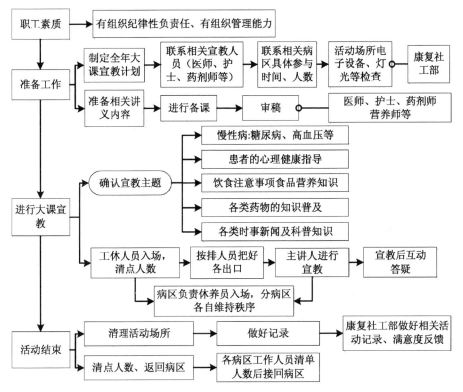

图 6.7　大型健康宣教的操作流程图

（彭佳颖）

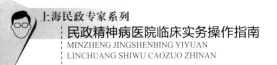
第三节　个案管理工作

国家卫健委（原卫计委）重性精神疾病管理治疗工作规范（2012版）对个案管理的定义为：个案管理指对已经明确诊断的患者，根据患者的病情、社会、经济状况和心理社会功能特点与需求，通过评估患者的精神症状、功能损害或者面临的主要问题，有针对性地为患者制定阶段性治疗方案，以及生活职业能力康复措施（也称"个案管理计划"）并实施，以使患者的疾病得到持续有效的治疗，生活能力和劳动能力得到恢复，帮助患者重返社会生活。

长期住院慢性精神障碍患者同时存在生理、心理、社会方面的需求，需要医疗康复、心理康复、教育康复、职业康复、社会功能康复等，但满足这些需求的资源往往没有得到合理的统筹，而社工这一单一的角色又无法对这些需求都提供专业服务。个案管理[①]是通过一种协调而高效的方式为个案提供服务过程的主动社区服务模式，利用个案管理的多功能团队按患者的需求提供系统性服务，变"患者请求服务"为"体系提供服务"。本院运用个案管理模式对住院慢性精神障碍患者的案例分析——你的温暖点亮我的希望，获得2018年上海市优秀社会工作案例。

一、个案管理人员构成

个案管理小组成员通常由精神科护士2名、精神科医师2名、社工2名、督导1名组成（见图6.8）。小组成员进行个案管理模式、实施过程、细节和方法的培训，使全体成员理解工作的目的、内涵，掌握管理模式。

---

① 蒋琳娜，刘苏敏，吴琦.社会工作介入住院慢性精神障碍患者个案管理的探析——以上海市民政Y精神卫生中心为例［J］.西部学刊，2020（02）：47—50.

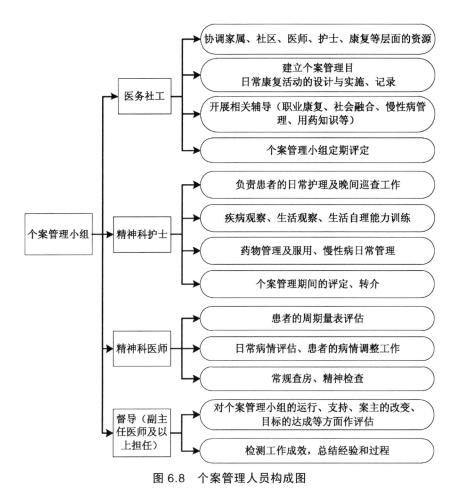

图 6.8　个案管理人员构成图

二、个案管理服务实施流程

（一）个案管理的基本流程

个案管理是多学科团队的重要服务模式，介入患者入院、治疗、出院、返回社会的全过程，通常社工为个案管理员发挥实践者、教育者、协调者等角色，在个案管理小组中起着资源整合作用，使患者在治疗中得到更好连续及整体的服务。在院内服务中主要介入患者的肥胖管理①、

---

① 盛嘉玲，崔巍峥.社工小组活动干预抗精神病药物所致体重增加的效果分析［J］.中国民康医学，2010，22（23）：3080—3081.

慢性病管理[①]、出院适应管理，以及长期住院患者的特殊问题：不安心住院、藏药、吸烟等均适用于个案管理服务（见图 6.9）。

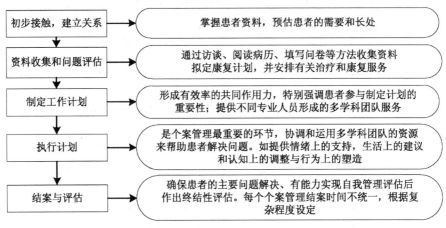

图 6.9　个案管理通用流程图

（二）案例：出院适应训练个案管理服务

机构可在院内设立模拟社会生活区[②]，为那些达到康复标准的患者，在回归社会之前能有一个缓冲和适应的过程，从而达到模拟社会生活的锻炼，进一步适应社会（见图 6.10）。在正式入住模拟社会生活区前，设置一个月的观察期，患者需经过一段时间的过渡适应训练，通常为白天社工负责适应训练，晚上回封闭病区由护士观察环境改变引起的情绪、行为等反应。

三、个案管理评估实施流程

个案管理评估是指对患者提供的服务进行有效的评定，其目的是积累经验，为以后的工作提升进行借鉴。个案管理的目标不同，评估的侧重点各有不同，评估可以更好地把握个案管理的服务成效（见图 6.11）。

---

① 盛嘉玲，沈燕鸿，李玲等.抗精神病药引起代谢综合征的干预［J］.临床精神医学杂志，2011，21（4）：277—279.

② 丁关元，盛嘉玲，朱岚等.慢性精神分裂症患者模拟社会生活的效果分析［J］.中国临床康复，2006（22）：31—33.

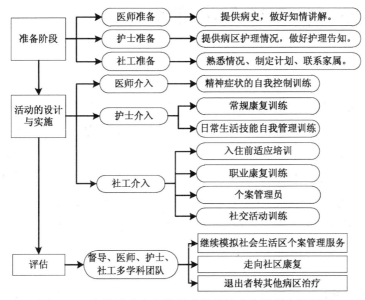

图 6.10　出院适应个案管理（模拟社会生活区）流程图

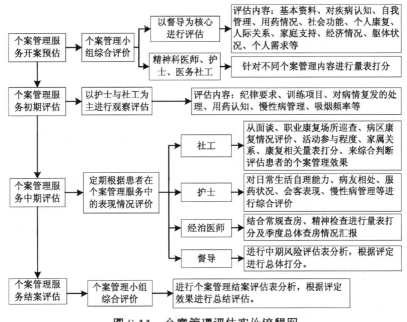

图 6.11　个案管理评估实施流程图

（蒋琳娜）

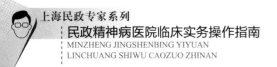
第四节　社工项目化管理

精神健康社工工作不仅要为精神障碍患者提供精神障碍康复相关的各种社会工作基础服务和团体康复服务，也要为其和其家属提供有关社会、文化、情绪、人际关系、家庭以及职业生活方面的多元服务，不同的社工项目还可以在法律、社会福利、机构安置等方面协助患者与家属，为其争取应有的权益和福利，从而更好地促进患者康复，提高精神卫生服务质量[①]。本院心灵港湾、启航三部曲两大社工服务品牌成立多年，下属多个社工项目屡获殊荣，获得一致肯定。其主要内容为：

"心灵港湾"是以"助人自助、增权赋能"为服务理念，下设常亲港家属俱乐部、休养员义工队两大项目，运用亲情式服务、项目化康复、专业化课题的运作模式，缓解家属的精神压力，培养住院患者互助精神的服务品牌，曾获得2009年上海民政系统十佳服务品牌。其在为慢性精神障碍患者提供更为人性化的服务、更温馨亲切的休养环境，促进患者康复，缓解社会功能衰退，滋养心灵成长有着关键性作用。

启航三部曲是针对住院患者精神日趋衰退、情感日渐淡漠而打造的一个机构内住院慢性精神障碍患者模拟社会生活区，面对患者社会适应和生活自理能力逐渐减退等现状，启航三部曲项目以风险评估与全开放式管理为依托，自助式职业康复、平等化人文关怀、渐进式社会融入为步骤，从而提高服务对象的生活自理能力、社会交往能力及职业劳动能力。该项目曾获得2011年上海民政系统十佳服务品牌和2017年上海市优秀社会工作项目。

本节以家属俱乐部、社会融合、职业康复和朋辈支持康复等项目具

---

① 冉茂盛.我国精神卫生社会工作亟待发展［J］.中国社会工作，2014（30）：1.

体实施内容介绍如下。

一、家属俱乐部项目实施流程

患者家属常常由于精神疾病的发生和社会环境等因素而产生极大的心理负担，同时家属的状态也反过来会影响患者的治疗与康复。为此，院内开设家属俱乐部活动，设想通过教育、沟通、宣泄等形式减轻患者家属的心理压力，提高他们的心理健康水平，最终为患者的康复提供良好的家庭支持[①]。

常亲港家属俱乐部是本院服务品牌"心灵港湾"的两大常驻重点工作之一。经过多年的运作，逐渐得到家属的支持，成为患者家属交流、凝聚、互助的平台，也是家属反馈意见和提出建议的重要场所。

1. 目的

（1）促进家属与患者的亲情联络，着力发挥和建立医、患、家属三方的互动沟通桥梁，增进互相支持、相互配合，维持和完善好患者的家属支持和资源网络，合力促进患者康复效果。

（2）通过教育、宣传、沟通、宣泄等活动形式，减轻患者家属们的心理压力，提高心理健康水平。

（3）拉近家属之间的距离，减缓他们的焦虑情绪，从而可以彼此分享经验，在心理上和精神上相互支持、相互鼓励。

2. 操作前准备

（1）招募家属俱乐部成员。

（2）确定家属俱乐部的活动内容、主题和时间地点。

（3）联系家属俱乐部成员参与，提前安排好活动行程。

（4）联系病区，确定患者的病情状态稳定，可以外出参与家属俱乐部活动。

（5）做好各项突发事件的应对预案。

---

① 顾燕君，盛嘉玲，崔巍峥等.医院内家属活动对减轻精神病患者家属压力的对照研究［J］.中国民康医学，2010，022（017）：2270—2271.

3. 家属俱乐部项目实施流程（见图 6.12）

4. 注意事项

（1）针对不同的活动主题和场所，布置场地，做好家属签到工作。

（2）明确每次活动的参与人员，联系各部门做好交接工作。

（3）活动过程中密切注意患者的情绪和行为变化。

（4）如有志愿者参与，及时做好志愿者的培训和相关沟通工作。

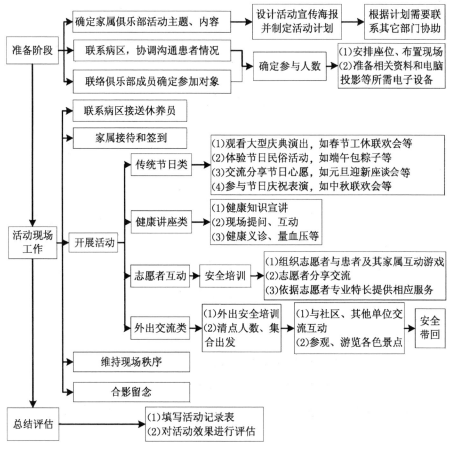

图 6.12　家属俱乐部项目实施流程图

二、社会融合项目实施流程

社会融合项目通过搭建医院—家庭—社区之间的网格化支持系统，

定期带领患者接触社会，体验现代化的公共设施，与社会志愿者互动等活动逐步减少患者与社会的脱节情况，实现患者社会融合、重返社区的目标。

1. 对象

三、四类精神康复患者。

2. 目的

（1）帮助患者接触与体验社会生活，改善或消除模拟康复生活区的患者因长期与社会隔绝的生活而产生的负面状况。

（2）帮助患者更好了解与融入现代社会，促进患者恢复社会功能、发展自身潜能。

（3）培养生活技能，帮助患者适应社会生活，为重新融入社会做准备。

3. 操作前准备

（1）接洽志愿者，统筹安排社会融合外出地点、时间和主题。

（2）对将要进行社会融合活动的地点进行踩点，提前安排好活动行程。

（3）确定患者的病情状态稳定，可以外出参与社会融合活动。

（4）对参与社会融合活动的患者以及随行人员做好外出前安全主题培训。

（5）做好各项突发事件的应对预案。

4. 社会融合项目实施流程（见图6.13）

5. 注意事项

（1）针对不同的活动主题和场所，因地制宜地进行外出安全系统培训。

（2）患者移动过程中的安全管理。

（3）明确每次活动的参与人员，联系各部门做好交接工作。

（4）外出活动过程中密切注意患者的情绪和行为变化。

（5）如有志愿者参与，及时做好志愿者的培训和相关沟通工作。

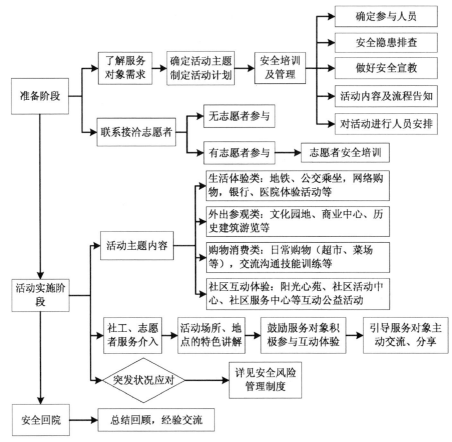

图 6.13 社会融合项目实施流程图

三、职业康复项目实施流程

长期住院的患者在渡过急性期后，往往会面临逐步走向衰退，丧失社会功能的问题。在长期的各项职业技能的训练和观察中，得出职业康复对慢性精神障碍患者恢复社会功能，改善残疾程度，稳定病情等方面起到积极的不可代替的作用[1][2]。因此本院以社会工作助人自助的理念

---

① 盛嘉玲，刘全春，张建华等.慢性精神分裂症院内职业康复 18 年随访观察 [J].上海精神医学，2008（03）：13—16.

② 李彦林，丁关元，刘全春等.慢性精神分裂症院内职业康复疗效的 10 年观察 [J].中国神经精神疾病杂志，2001（3）：228.

为指导，根据患者的实际情况和不同需求，设立图书管理员、康复设施管理员、驿站配送员和售货员等各个不同的职业技术岗位，实现患者的自助管理和职业康复发展。

1. 对象

三、四类精神康复患者。

2. 目的

（1）开展包括职业技能训练，帮助患者提高学习和劳动能力[①]，接触与熟悉社会生活和工作方式，发展社交能力，为回归社会打下基础。

（2）帮助患者培养一技之长，充实生活，锻炼能力并缓解衰退，逐步脱离对于医护人员和家人的依赖，重返工作岗位或寻找合适的职业，恢复正常生活能力。

（3）帮助患者整合社会资源，启发患者内在动力，提升自我价值感，享受自助的快乐，成长的尊严。

3. 操作前准备

（1）康复社工部配合医务科对参与职业康复的患者进行康复能力、病情稳定等方面的评估，以此确保患者适宜参与职业康复。

（2）对将要进行的职业康复训练岗位（图书管理员、驿站配送员、康复设施管理员、售货员）建立基本工作制度并做好协助管理工作。

（3）进行各项岗位的技能和安全主题培训。

（4）做好伤害事件和各项突发事件的应对预案。

4. 职业康复项目实施流程（见图6.14）

5. 注意事项

（1）如职业康复项目中涉及其他病区和部门，应及时通知并联系各部门做好交接安排工作。

（2）职业康复训练中患者应严格按照工作制度管理和出勤，如有特殊情况，提前告知社工部。

---

① 盛嘉玲，朱岚，张建华等.住院慢性精神病患者开展物业服务队模式研究[J].中国康复，2011，026（002）：152—154.

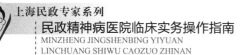
（3）职业康复过程中密切注意患者的情绪和行为变化，社工按时巡查职业康复场所、综合判断患者康复情况。

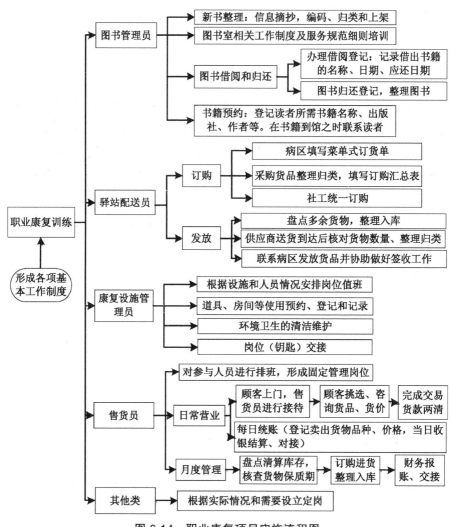

图6.14 职业康复项目实施流程图

四、朋辈支持康复项目实施流程

朋辈群体是由年龄、性别、志趣、职业、社会地位及行为方式大体相近的人所组成的一种非正式的群体。朋辈支持康复项目是指将年龄相近或有着相同爱好的患者集中起来，共同参与群体性康复社工活动，相互认识、了解和结交，构建有利于患者康复的互助支持网络。

1. 目的

（1）通过鼓励患者参加各种形式的朋辈支持活动，丰富患者的住院生活，提升自我认识与自信，缓解机能衰退，从而提升他们的社会功能。

（2）通过赋予康复较好的患者自主权利，组建"手拉手"义工队，开展病区系列主题活动，提升患者的综合能力，培养患者互助精神，减少负面观念并带动其他患者共同进步。

（3）增进患者与院外志愿者队伍的共建联系，改变社会群体对精神障碍患者的负面观念，形成积极治疗康复的多方支持系统，从而达到促进患者精神康复的社会环境。

2. 操作前准备

（1）开展休养员义工队的招募，联系病房医护人员对项目参与患者进行评估，确保患者适宜参与相关活动。

（2）项目活动开始前检查活动环境安全性，布置活动场所，准备活动使用工具。

（3）针对相关活动主题和内容进行全方面的技能和安全培训。

（4）做好伤害事件和各项突发事件的应对预案。

3. 朋辈支持康复项目实施流程（见图 6.15）

4. 注意事项

（1）朋辈支持康复项目活动可能涉及多个病区和部门，应及时通知并联系各部门做好交接安排工作。

（2）项目活动中会使用到一些尖锐工具，如手工制作会用到剪刀针线等。

（3）要注意好使用安全和数量的清点。

（4）项目各活动过程中密切注意患者的情绪和行为变化，及时告知病区医护人员。

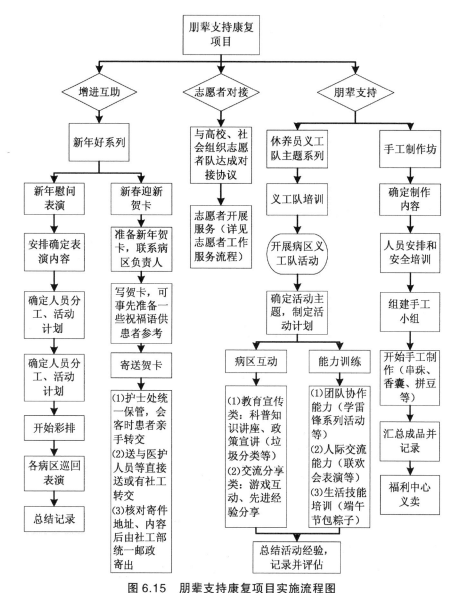

图 6.15　朋辈支持康复项目实施流程图

（蒋琳娜）

第五节 志愿者管理工作

精神障碍患者的治疗和康复不仅需要专业医疗、社工的干预，也离不开社会志愿者的参与和加成，志愿者服务项目的加入能为患者带来更多的社会接触机会和互动交流平台，扩大患者的人际沟通网络，加速患者社会功能的恢复。有效的志愿者管理则能使志愿者服务在精神健康领域的效果事半功倍。此节主要介绍志愿者工作的招募、工作服务和反馈激励三部分内容的具体操作流程。

一、志愿者招募流程

1. 目的

扩大院内志愿者队伍，丰富院内各项活动的人才资源，同时通过向社会各界招募志愿者，以引导更多群众了解精神障碍患者，了解精神障碍患者的康复和社工工作，唤起社会对于精神心理健康的重视。

2. 操作前准备

（1）明确志愿者服务项目所需志愿者要求。

（2）设计制作各类宣传手册和海报。

3. 志愿者招募流程（见图6.16）

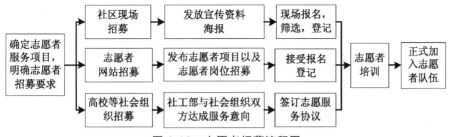

图 6.16 志愿者招募流程图

4. 注意事项

（1）志愿者网站的注册管理。

（2）提前准备好志愿者招募的要求和问题，具体问题根据志愿项目而定。

二、志愿者工作服务流程

1. 目的

（1）提高志愿者工作效率，为休养员提供更高效更全面的服务。

（2）规范志愿者工作的服务流程，便于志愿者的管理和统一。

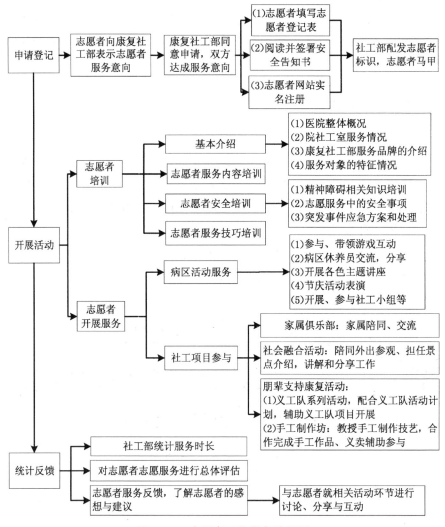

图 6.17　志愿者工作服务流程图

2．操作前准备

（1）准备好志愿者登记表和安全告知书。

（2）对新到志愿者的培训工作。

3．志愿者工作服务流程（见图 6.17）

4．注意事项

（1）志愿者身份证复印件的整理归档。

（2）做好志愿者服务时长的登记。

三、志愿者工作反馈及激励流程

1．目的

（1）提高志愿者的工作服务热情、对志愿服务行为的认同和肯定。

（2）激励更多人参与志愿者，保持积极的志愿服务心态。

（3）完善志愿者服务制度，进一步加强志愿者管理机制，推动志愿服务健康有序发展。

2．操作前准备

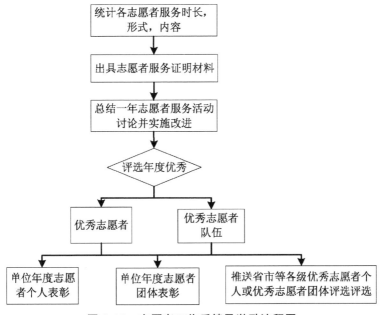

图 6.18　志愿者工作反馈及激励流程图

（1）志愿者活动小结及评估。

（2）统计、核实各志愿者服务时长，提供的服务形式和内容。

（3）相关志愿者服务证明材料。

3. 志愿者工作反馈及激励流程（见图6.18）

4. 注意事项

公开统一的志愿者服务时间计算方法和优秀志愿者评定标准。

（彭佳颖）

第七章　慢性精神障碍患者医院感染预防控制措施

根据中华人民共和国卫健委发布的《医院感染监测规范》《医疗机构消毒技术规范》《医务人员手卫生规范》《医院感染管理办法》《医院感染暴发控制指南》《医疗卫生机构医疗废物管理办法》《医院隔离技术规范》等规范要求，参考《医院感染预防与控制标准操作规程》[①]等书籍，结合民政精神病专科医院的特点，本章重点就医院感染病例监测、医院环境卫生学监测、消毒灭菌效果监测、多重耐药菌监测、手卫生依从性监测及导尿管相关泌尿系统感染发病率监测方面进行介绍。

第一节　医院感染监测

一、医院感染监测概述

1. 医院感染监测的定义

指长期、系统、连续地收集、分析医院感染在一定人群中的发生、分布及其影响因素，并将监测结果报送和反馈给有关部门和科室，为医院感染的预防、控制和管理提供科学依据。

2. 医院感染监测的目的

（1）提高医院感染的发现率。

（2）及时发现和鉴别医院感染暴发和散发。

（3）利用调查资料，影响医务人员遵守医院感染控制规范和指南的自觉性。

（4）减少医院感染的危险因素。

（5）评价感染控制措施的效果。

---

① 胡必杰，高晓东，韩玲样等．医院感染与控制标准操作规程第2版［M］．上海：上海科学技术出版社，2019，5.

（6）为医院感染委员会制定工作计划和规章制度提供技术支持。

（7）为医院在医院感染方面可能受到的投诉或指控提供辩护的法律依据。

（8）比较医院内部或医院之间的医院感染率。

（9）为实施医院感染干预性措施提供前提条件。

二、医院感染病例监测

医院感染病例监测是医院感染管理的重要内容，提升医院感染病例监测水平及质量，为预防和控制各类感染疾病的发生提供积极有效的作用，此过程中借助网络信息系统，适时监控、适时预警，保证医院感染目标性监测工作落到实处，降低医院感染病例漏报率，保证医院感染病例及时发现、及时处置，为患者治疗和康复带来积极影响。

1. 医院感染病例监测流程（见图 7.1）

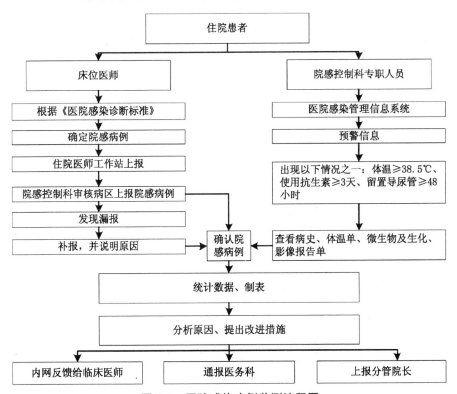

图 7.1　医院感染病例监测流程图

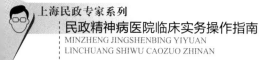

2．院感病例监测注意事项

（1）临床医师发现医院感染病例应及时上报。

（2）统计病区院感发病率、全院院感发病率、漏报率及去年同期相比情况；统计多发部位、构成比、多发科室；统计微生物送检率、抗生素使用率。

（3）每月上旬完成数据分析汇总，并反馈给相关部门。

（4）出现疑似院感暴发时，病区主管立即上报院感控制科，院感控制科做好相关处置和上报工作。（具体详见本章第二节疑似医院感染暴发上报及疑似传染病上报，第七节疑似医院感染暴发处置流程）

三、医院环境卫生学监测

医院环境因素对医院感染产生的影响不可忽视，重视医院环境卫生学监测，通过微生物培养的方法，能观察到医院内空气及物表等的细菌含量、种类及动态变化，以便于及时采取有效措施控制和降低细菌含量，有效降低医院感染率，对预防和控制医院感染的发生起到积极作用。

1．医院环境卫生学监测流程（见图 7.2）

2．医院环境卫生学监测注意事项

（1）膳食科各类餐具物表监测每季度全覆盖。

（2）病区各项监测每半年全覆盖。

（3）等离子空气消毒机监测为使用后空气监测。

（4）日常监测时可在消毒后采样，怀疑医院感染暴发进行相关监测时，应随机采样。

（5）采样时严格遵守无菌技术操作规程。

四、消毒灭菌效果监测

消毒灭菌效果监测是预防医院内感染的重要措施之一，是评价消毒灭菌设备、消毒药剂、消毒灭菌方法、消毒灭菌效果是否达标的唯一手段。

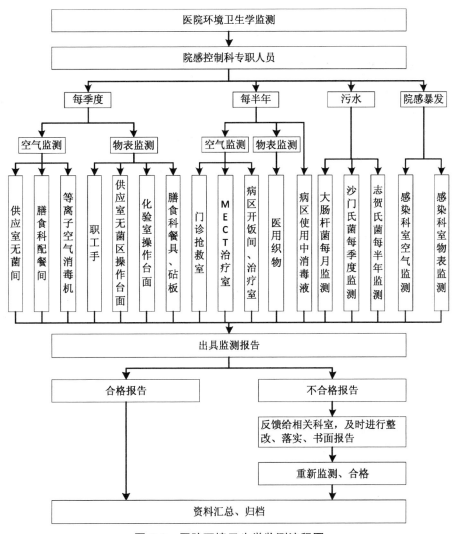

图 7.2　医院环境卫生学监测流程图

1. 消毒灭菌效果监测流程（见图 7.3）

2. 消毒灭菌效果监测注意事项

（1）紫外线强度＞ 80 μW/cm² 每半年测定一次，≤ 80 μW/cm² 每季度测定一次，< 70 μW/cm² 及时更换紫外线灯管。

（2）每周用 70%—80% 酒精清洁擦拭紫外线灯管一次。

（3）B-D 测试是用于检测预真空压力蒸汽灭菌器的冷空气的排除效

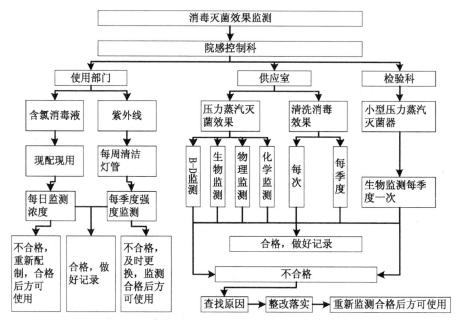

图 7.3 消毒灭菌效果监测流程图

果的试验，作为考核预真空压力蒸汽灭菌器是否可以正常工作的重要检测手段。新安装、移位和大修后的预真空压力蒸汽灭菌器应进行连续三次 B-D 测试，合格后灭菌器方可使用，每日灭菌器运行前必须做空载 B-D 测试，合格后方可使用。

（4）新安装、移位和大修后的压力蒸汽灭菌器物理监测、化学监测通过后，生物监测应空载连续监测三次，合格后灭菌器方可使用。

（5）生物监测不合格、临床出现医院感染聚集性病例，疑似与同批次灭菌物品有关的，应第一时间通知各科室停止本次消毒物品使用，并召回上次生物监测合格以来所有尚未使用的灭菌物品，同时分析查找不合格原因，及时整改落实，待生物监测连续三次合格后方可使用。

（6）物理监测不合格的灭菌物品不得发放，应分析原因积极整改，直至监测结果符合要求方可使用。

（7）灭菌包外化学监测不合格的灭菌物品不得发放，灭菌包内化学监测不合格及湿包灭菌物品不得发放，应分析原因积极整改，直至监测结果符合要求方可使用。

（8）监测相关资料存档，监测不合格时有相应整改落实及复测记录，并存档。

五、多重耐药菌感染监测

多重耐药菌（MDRO）主要是指对临床使用的三类或三类以上抗菌药物同时出现耐药的细菌。加强 MDRO 监测能有效预防和控制 MDRO 在医院内的传播，保障患者及医疗安全。

1. 多重耐药菌感染监测流程（见图 7.4）

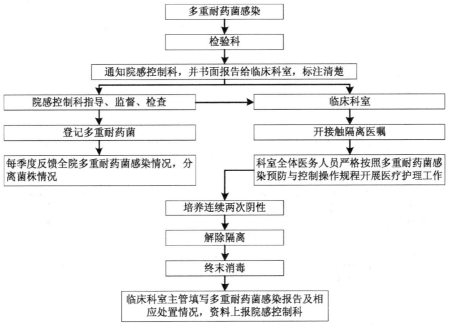

图 7.4　多重耐药菌感染监测流程图

2. 多重耐药菌感染监测注意事项

（1）临床常见引起医院感染的多重耐药菌：耐甲氧西林金黄色葡萄球菌（MRSA）、耐万古霉素肠球菌（VRE）、产超广谱内酰胺酶（ESBLs）的肠杆菌科细菌（如大肠埃希菌、肺炎克雷伯杆菌）、耐碳青霉烯铜绿假单胞菌（CRPsA）、耐碳青霉烯类肠杆菌科细菌（CRE）、多重耐药铜绿假单胞菌（MDR-PA）、多重耐药鲍曼不动杆菌（MDR-AB）等。

（2）患者标本连续 2 次（间隔时间＞24 小时）耐药菌培养阴性或感染已经痊愈但无标本可送，方可解除隔离。

（3）对于从外院转入至本院的患者及曾经检出过多重耐药菌（MDRO）的患者再次入院时需进行耐药菌筛查。

六、手卫生依从性监测

引起医院感染的因素很多，而通过手导致医院感染已成为当今医学界较为突出的公共卫生问题。保持手卫生成为防止医院感染最基本也是最重要的因素，进行手卫生依从性监测能及时掌握医务人员手卫生执行情况，有效提高医务人员手卫生依从率，降低医院感染发生。

1. 手卫生依从性监测流程（见图 7.5）

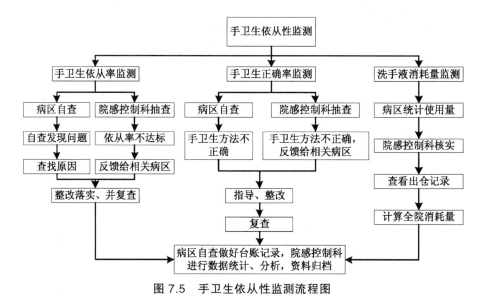

图 7.5　手卫生依从性监测流程图

2. 手卫生依从性监测注意事项

（1）手卫生依从率≥60%，住院患者每天消耗洗手液≥5 ml。

（2）院感控制科不定期至病区现场查看或通过视频监控来监测手卫生依从性，由专职人员进行，病区自查由护士长执行。

（3）采取直接观察法，随机抽查，观察并记录医务人员手卫生时机及执行的情况，计算手卫生依从性。

（4）每次观察持续时间 < 20 分钟。

（5）每次抽查后：院感控制科专职人员填写《医务人员手卫生依从性观察表》，病区填写《手卫生依从性自查记录表》。

（6）观察人员可同时最多观察三名医务人员，一次观察一名医务人员不宜超过三个手卫生时机。

七、导尿管相关泌尿系统感染发病率监测

导尿管相关尿路感染（CAUTI）是指患者留置导尿期间或拔除导尿管后 48 小时内发生的尿路感染。CAUTI 可以显著增加住院患者的病死率、住院时间和住院费用，增加抗菌药物的使用，同时导尿系统还经常定值多重耐药菌，成为多重耐药菌的重要传染源。

1. 导尿管相关泌尿系统感染发病率监测流程（见图 7.6）

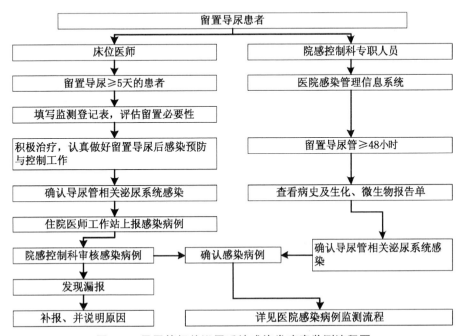

图 7.6　导尿管相关泌尿系统感染发病率监测流程图

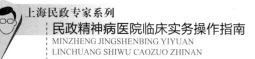
2. 导尿管相关泌尿系统感染发病率监测注意事项

（1）院感控制科对临床留置导尿 ≥ 48 小时的患者，必须予跟踪调查，并下临床抽查相关预防与控制措施落实情况，予指导、监督。

（2）留置导尿 ≥ 5 天的患者，床位医师必须填写《导尿管相关泌尿系统感染监测登记表》，每天评估留置导尿管的必要性，尽早拔管。

（刘苏敏）

第二节　医院内感染上报

一、疑似医院感染暴发上报

1. 定义

疑似医院感染暴发指在医疗机构或其科室的患者中，短时间内出现3例及以上临床症候群相似、怀疑有共同感染源的感染病例；或者3例以上怀疑有共同感染源或感染途径的感染病例现象。

2. 上报流程（见图7.7）

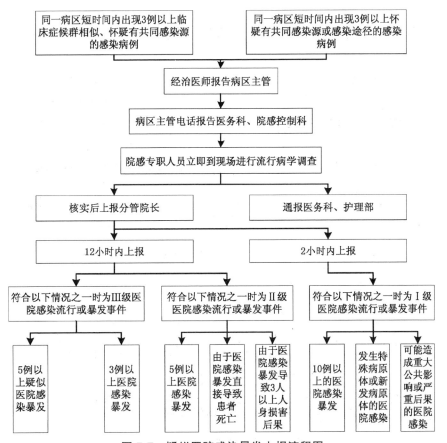

图 7.7　疑似医院感染暴发上报流程图

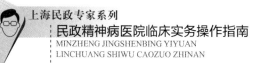

上海民政专家系列
民政精神病医院临床实务操作指南
MINZHENG JINGSHENBING YIYUAN
LINCHUANG SHIWU CAOZUO ZHINAN

3. 注意事项

（1）短时间视疾病的潜伏期而定，如胃肠道、上呼吸道等感染本院规定2天之内出现≥3例，或1周之内出现≥5例临床症候群相似、怀疑有共同感染源或感染途径的病例应立即上报。

（2）病区在上报疑似医院感染暴发情况的同时做好患者隔离、治疗及落实相关防控措施。（详见本章第七节疑似医院感染暴发处置流程）

（3）发生疑似医院感染暴发，分管院长应立即报告法人代表，并在规定时限内上报地方卫健委、地方疾控中心和主管部门。

二、疑似传染病上报

1. 定义

疑似传染病是指生命体征，如体温，外表症状等与某个传染病非常

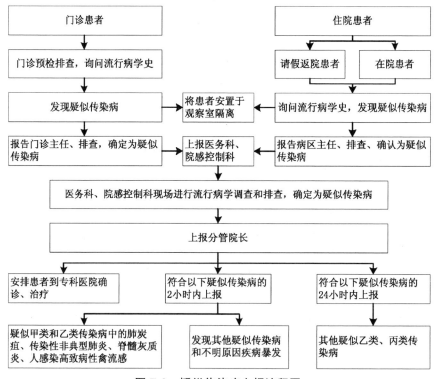

图7.8　疑似传染病上报流程图

252

相似，根据所表现的临床症状和流行病学史进行初步判定，而没有进行实验室检查的病例。

2. 上报流程（见图 7.8）

3. 注意事项

（1）病区医师一旦对经治患者做出疑似传染病诊断，需立即电话通知院感控制科、医务科，同时督促病房落实好消毒隔离措施，告知病区医务人员做好个人防护，不得漏报、迟报、谎报。

（2）发现疑似传染病，分管院长应立即报告法人代表，在规定时限内上报地方疾控中心，并在时限内寄送出传染病报告卡。

三、职业暴露上报

1. 定义

职业暴露是指医务人员在从事相应诊疗服务或诊疗保障服务活动过

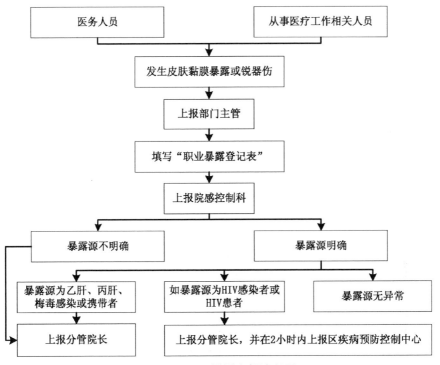

图 7.9 职业暴露上报流程图

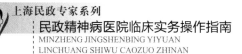

程中因接触有毒、有害物质或感染性疾病病原体等可能损害自身健康，甚至危及生命，具有职业特殊性的风险而导致的危害或潜在危害。医务人员职业暴露包括感染性职业暴露、放射性职业暴露、化学性职业暴露和其他职业暴露。本小节主要介绍感染性职业暴露上报。

2. 上报流程（见图 7.9）

3. 注意事项

发生职业暴露后，院感科控制科收到报告后首先要了解暴露源免疫状况是否明确，没有明确的给予立即检测，明确的要根据暴露源情况给予评估并落实各项预防措施，并在时限内上报。（具体详见本章第七节职业暴露处置流程。）

（刘苏敏）

第三节　医疗废弃物及污水监管

一、医疗废弃物监管

医疗废物是指医疗卫生机构在开展医疗、预防、保健以及其他相关活动中产生的具有直接或者间接感染性、毒性以及其他危害性的废物。包括感染性废物、病理性废物、损伤性废物、药物性废物、化学性废物。感染性废物指携带病原微生物，具有引发感染性疾病传播危险的医疗废物。病理性废物指诊疗过程中产生的人体废弃物和医学试验动物尸体等废物。损伤性废物指能够刺伤或者割伤人体的废弃的医用锐器。药物性废物指过期、淘汰、变质或者被污染的废弃的药品。化学性废物指具有毒性、腐蚀性、易燃易爆性的废弃的化学物品。

1. 医疗废物管理组织（见图 7.10）

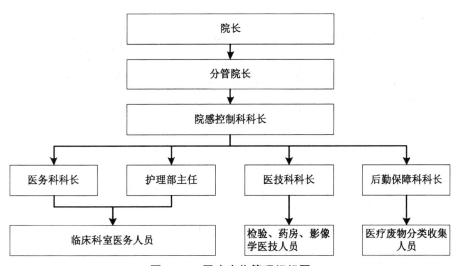

图 7.10　医疗废物管理组织图

2. 医疗废物收集流程（见图 7.11）

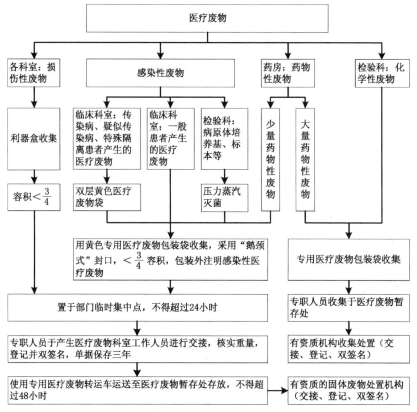

图 7.11　医疗废物收集流程图

3. 医疗废物储存处及转运工具处置（见图 7.12）

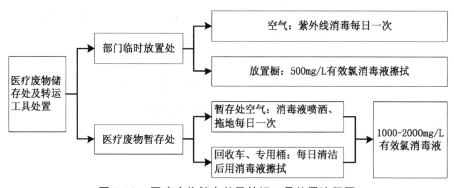

图 7.12　医疗废物储存处及转运工具处置流程图

二、污水监管

医院污水中含有大量的病原微生物、寄生虫卵及各种病毒，还含有许多有机物和无机物（包括各种诊疗药物、消毒剂、排泄物等）以及悬浮物和酸碱，所以加强医院污水排放控制和监管能有效预防和控制传染病的发生和流行，保障人体健康，维护良好的生态环境。

1. 污水管理组织（见图 7.13）

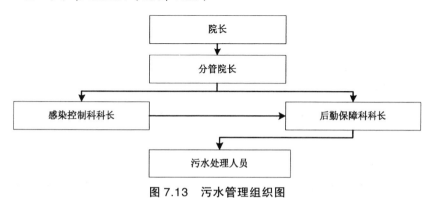

图 7.13　污水管理组织图

2. 污水处理流程（见图 7.14）

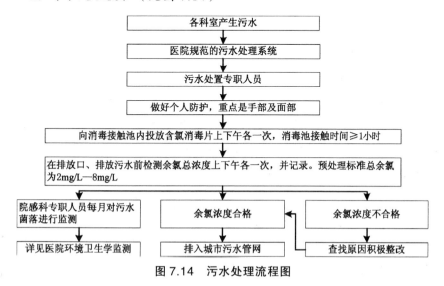

图 7.14　污水处理流程图

（刘苏敏）

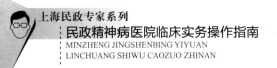
第四节 常用消毒隔离措施

消毒隔离措施的目的在于有效预防和控制医院内感染。本节主要介绍手卫生、个人防护用品使用、安全注射及精神科常用物品及室内空气消毒方法。

一、标准预防

（一）手卫生

1. 目的

清除指甲、手、前臂的污物和暂居菌。将常居菌减少到最低程度。抑制微生物的快速再生。

2. 洗手用物

流动水（非接触式水龙头开关）、洗手液、一次性擦手纸（或烘手机），卫生手消毒使用速干手消毒剂。

3. 流程图（见图7.15）

4. 注意事项

（1）手部指甲长度不应超过指尖。

（2）手部不应戴戒指等装饰物。

（3）手部不应戴人工指甲、涂抹指甲油等人工装饰物。

（4）执行手卫生的五个时刻：在接触患者前、接触患者后、无菌操作前、接触患者血液或体液后、接触患者周围环境后。

（5）戴手套不能取代手卫生。

（6）流动水洗手时要认真揉搓双手至少15秒，注意清洗双手所有皮肤，包括指背、指尖和指缝，具体揉搓步骤不分先后。

（7）卫生手消毒揉搓方法可分为六步法、三步法。与六步法相比，三步法对提高手卫生依从性和正确性可能更有效。

（8）卫生手消毒总时长宜为20—30秒。确保指尖、拇指等部位揉

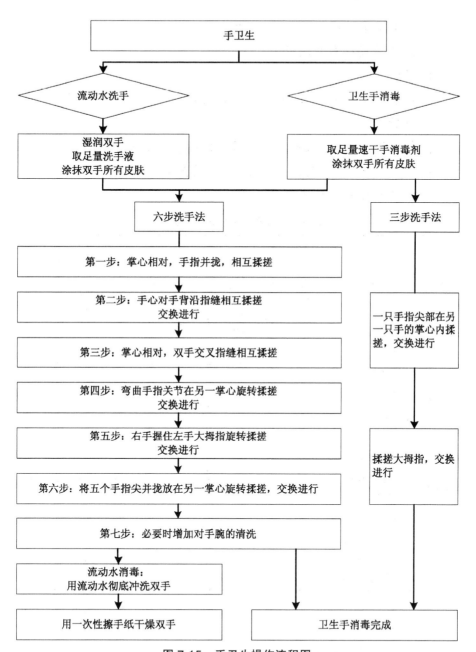

图 7.15　手卫生操作流程图

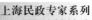
搓到位比强调所需时间和顺序更重要。

（二）个人防护用品使用

1. 目的

规范防护用品的使用，保护医务人员避免接触各种感染因子。

2. 用物

在有效期内的消毒凝胶、医用外科口罩、医用防护口罩、护目镜／防护面屏、医用无菌手套、隔离衣、医用防护服。

3. 医务人员分级防护要求

表 7.1　医务人员分级防护要求

防护级别	使用情况	防护用品									
		医用外科口罩	医用防护口罩	防护面屏或护目镜	手卫生	乳胶手套	工作服	隔离衣	防护服	工作帽	鞋套
一般防护	普通门急诊、普通病房	＋	—	—	＋	±	＋	—	—	—	—
一级防护	发热门诊、感染疾病科	＋	—	—	＋	＋	＋	＋	—	＋	—
二级防护	进入疑似或确诊经空气传播疾病患者安置地或为患者提供一般诊疗操作	—	＋	±	＋	＋	＋	±★	±★	＋	＋
三级防护	为疑似或确诊患者进行产生气溶胶操作时	—	＋	＋	＋	＋	＋	—	＋	＋	＋

注："＋"需要，"—"不需要，"±"根据工作需要采用，"±★"为二级防护级别中，根据医疗机构的实际条件，选择穿隔离衣或防护服。

4. 医用外科口罩使用操作流程

（1）流程图（见图 7.16）

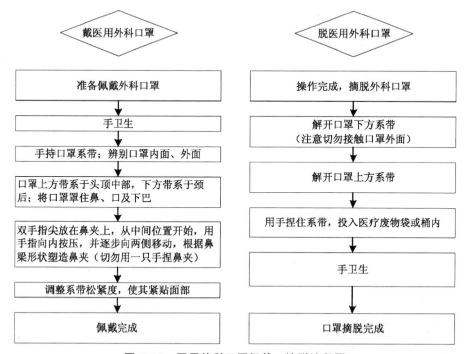

图 7.16　医用外科口罩佩戴、摘脱流程图

（2）医用外科口罩使用注意事项

① 佩戴时注意分辨口罩内、外面，区分方法为：通常深色的为外面、金属条（鼻夹）在上而皱褶向下的一面为外面、吸水的一面为外面；对于无法区分内、外面的外科口罩，不建议使用，以免增加医务人员暴露风险。

② 口罩的防护效果取决于口罩材质的滤过效能、佩戴时间的密闭性和舒适性等因素，与所佩戴的数量没有关系，2 只甚至更多只口罩并不能降低感染风险。因此，不推荐同时佩戴 2 只口罩。

③ 接触呼吸道传播疾病患者后，在脱防护用品时，应确保口罩在所有防护用品脱掉后在摘掉。

④ 口罩的外面（前面）为污染面，脱口罩时应避免接触，防止二次污染。

⑤ 医用外科口罩只能一次性使用；口罩潮湿或受到患者血液、体

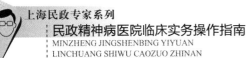

液污染后，应及时更换。

⑥ 戴、摘口罩时一定要在确认比较安全的环境中进行，避免职业暴露。

5. 医用防护口罩使用操作流程

（1）流程图（见图7.17）

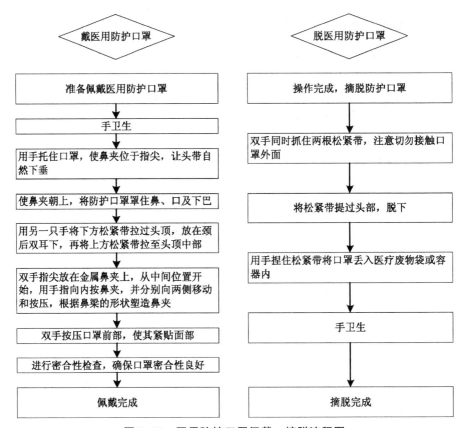

图 7.17　医用防护口罩佩戴、摘脱流程图

（2）医用防护口罩使用注意事项

① 佩戴前应检查防护口罩有无破损，松紧带有无松懈。

② 不应用一只手捏鼻夹。

③ 密闭性检查方法：将双手完全盖住防护口罩，快速地呼气，若鼻夹附近有漏气，应重新调整鼻夹或松紧带；若四周有漏气，应调整口

罩位置或松紧带直至不漏气为止。

④ 接触呼吸道传染性疾病患者后，在摘脱防护用品过程中，应确保口罩在安全区域最后摘掉。

⑤ 口罩的外面（前面）为污染面，脱口罩时应避免接触，防止二次污染。

⑥ 防护口罩潮湿、损坏或受到患者血液、体液污染后，应及时更换。

⑦ 防护口罩如果无法取得合适的密合，不能进入隔离区或操作区。

⑧ 连续接触同种病原体的不同患者时，无须再每次接触患者都更换防护口罩。

6. 护目镜 / 防护面屏使用操作流程

（1）流程图（见图 7.18）

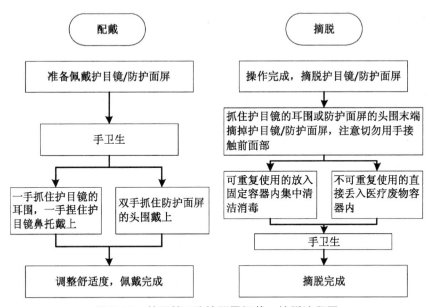

图 7.18 护目镜 / 防护面屏佩戴、摘脱流程图

（2）护目镜 / 防护面屏使用注意事项

① 佩戴前应检查护目镜 / 防护面屏有无破损，佩戴装置有无松懈。

② 用于固定护目镜的耳围或防护面罩的头围是相对清洁部位，前

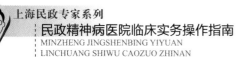

面是污染部位，脱卸时应抓住相对清洁部位，避免二次污染。

③ 护目镜/防护面屏被患者血液、体液等污染后，应及时更换。

7. 医用无菌手套使用操作流程

（1）医用手套的选择（见图7.19）

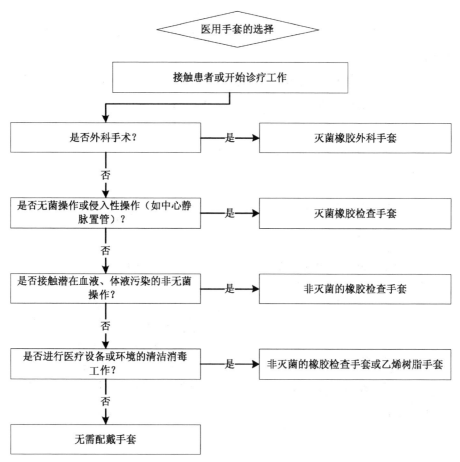

图 7.19 医用手套的选择

（2）戴脱医用无菌手套操作流程（见图7.20）

（3）医用手套使用注意事项

① 戴无菌手套前应进行手卫生并确保手部彻底干燥。

② 尽量选择无粉手套，如为有粉手套，应使用无菌方法去除手套

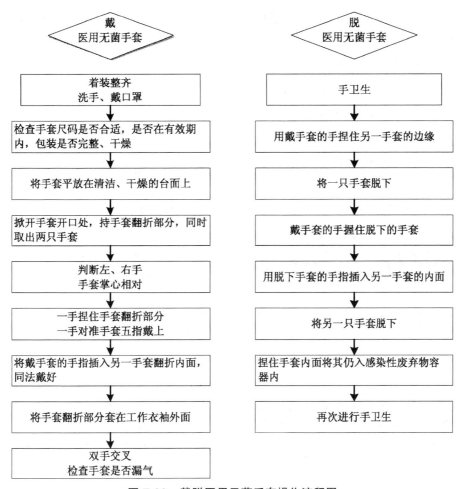

图 7.20　戴脱医用无菌手套操作流程图

表面的粉末。

③ 一次性医用手套应一次性使用，使用后按照感染性医疗废弃物处置。

④ 手套破损或疑有破损时应及时摘除。

⑤ 接触实施接触预防措施的患者时，医用手套应最后佩戴，最早摘下。

⑥ 不管手套是否有污染，摘除手套后都应实施手卫生，戴手套不能替代手卫生。

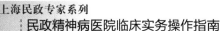
⑦ 如果医护人员手部皮肤存在破损，在进行可能接触患者血液、体液的诊疗操作时应佩戴双层手套。

⑧ 诊疗护理不同的患者之间应更换手套。

8. 隔离衣使用操作流程

（1）流程图（见图7.21）

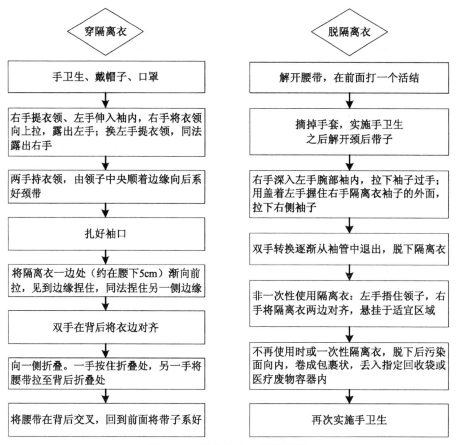

图 7.21　隔离衣穿、脱流程图

（2）隔离衣使用注意事项

① 非一次性隔离衣穿戴时，注意勿使衣袖触及面部及衣领。

② 隔离衣被患者血液、体液及污染物污染或有破损时，应随时更换。

③ 悬挂于污染区，污染面向外；若悬挂于清洁区，则污染面向里。

④ 一次性使用隔离衣，每次操作完成后按感染性医疗废弃物处理，不得重复使用；重复使用的隔离衣，应定期清洗、消毒、灭菌。

⑤ 隔离衣应放置于隔离病房的出、入口或病床旁，不能悬挂在更衣室。

⑥ 医务人员接触多个同种病原体感染患者时，隔离衣若无明显污染可连续使用。接触疑似感染性疾病患者时，应在每个患者指尖更换隔离衣。

⑦ 不建议使用一次性手术衣替代隔离衣。

9. 医用防护服使用操作流程

（1）流程图（见图 7.22）

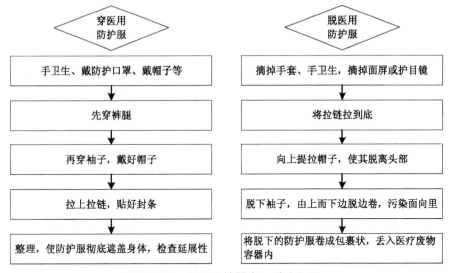

图 7.22　医用防护服穿、脱流程图

（2）医用防护服使用注意事项

① 穿防护服前应检查防护服有无破损，并选择型号合适的防护服。

② 防护服被患者血液、体液等污染物污染时，应及时更换。

③ 防护服应一次性使用，用后按感染性医疗废弃物处理。

④ 防护服应在返回半污染区前的缓冲区内脱卸，长筒胶靴或高筒

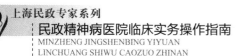

鞋套应随防护服一起脱下。

⑤ 脱防护服时。动作尽量轻柔、熟练，确保没有未穿戴个人防护用品的人员在场，以免造成对他人及周围环境的污染。

10. 穿脱整套防护用品步骤

（1）流程图（见图 7.23）

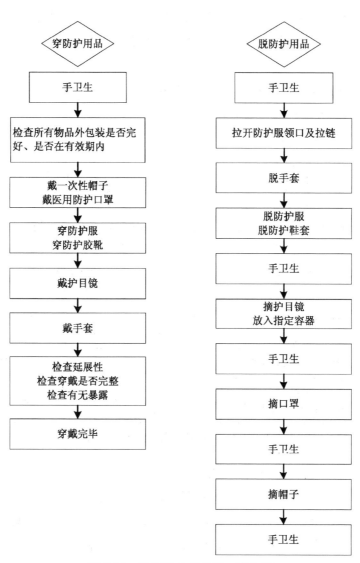

图 7.23　整套防护用品穿、脱步骤

（2）穿脱防护用品注意事项

① 流程图中手卫生均按照六步洗手法进行。

② 戴一次性帽子，要完全包裹住头发。

③ 穿防护服时，防护服不能触及地面。

④ 穿防护胶靴时，防护服裤脚要遮盖防护鞋套。

⑤ 内层手套必须扎入防护服衣袖内；外层手套要将防护服扎入手套内。

⑥ 脱防护服前进行手卫生，需请同伴帮忙用清洁的手按压速干手消毒液。若没有同伴，可先脱去外层手套，再戴一副一次性无菌手套。

⑦ 在脱防护服时，要拉开拉链，领口微微外拉，然后脱去外层手套，再用手接触防护服内侧面脱去防护服，脱去全过程应始终保持接触防护服内侧面。

（三）安全注射

1. 目的

保障注射安全，减少针刺伤发生率。

2. 用物

一次性注射用品（如一次性输液器、一次性注射器）、一次性手套、一次性医用外科口罩、止血带、静脉输液用药液、消毒用品、锐器盒。

3. 操作流程（见图 7.24）

4. 注意事项

（1）严格执行无菌操作原则。

（2）尽可能使用单剂量注射用药品。

（3）单剂量注射用药品不得分数次使用。

（4）多剂量包装药品每次使用时注射器针筒必须无菌。

二、常用物品及室内空气消毒

（一）餐桌消毒

1. 目的

保持餐桌干净，避免交叉感染。

2. 用物

容器、含氯消毒片、毛巾。

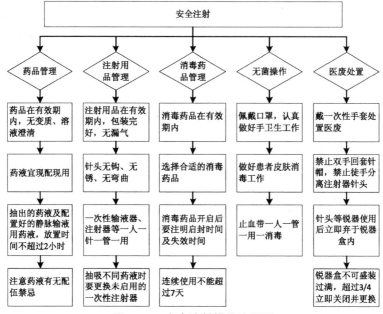

图 7.24　安全注射操作流程图

3. 流程图（见图 7.25）

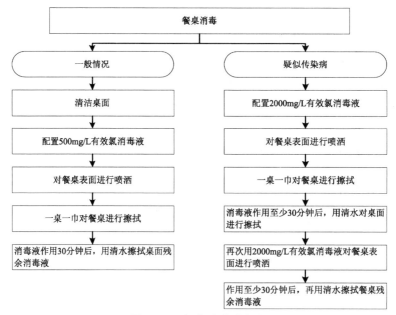

图 7.25　餐桌消毒流程图

4．注意事项

（1）流程图中所用含氯消毒片按照每片含有效氯浓度 500 mg 起计算。

（2）含氯消毒片与清水要混合均匀，浓度配置准确，检测合格后方可使用。

（3）有效氯消毒液在无人环境下喷洒，做到喷洒均匀。若有人环境下，用含有有效氯消毒液的毛巾进行擦拭。均作用 30 分钟后，再用清水将残余的有效氯消毒液擦拭干净。

（4）餐桌擦拭用毛巾为蒸汽消毒 20 分钟的毛巾。

（5）要确保一桌一巾。

（二）洗漱用品消毒

1．目的

保持洗漱用品干净、整洁。

2．用物

容器、含氯消毒片、患者洗漱用品（毛巾、脸盆、牙刷杯）。

3．流程图（见图 7.26）

4．注意事项

（1）流程图中所用含氯消毒片按照每片含有效氯浓度 500 mg 起计算。

（2）含氯消毒片与清水要混合均匀，浓度配置准确，检测合格后方可使用。

（3）患者洗漱用品专人专用，保持清洁。

（4）洗漱用品每周清洁、消毒一次，牙刷每两月更换一次。

（三）床单位消毒

1．目的

对患者住院期间、出院、转院、死亡后所用的床及床周围物体表面进行清洁与消毒。

2．用物

抹布、拖布、含氯消毒片、床单位消毒机。

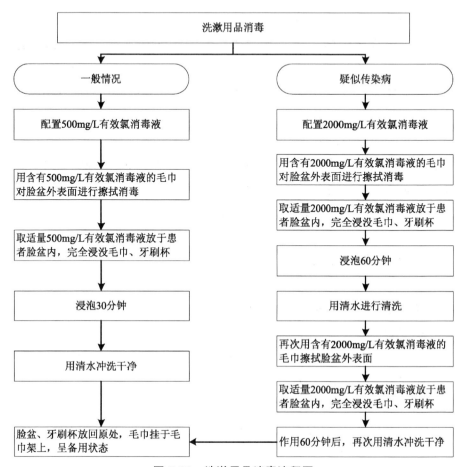

图 7.26　洗漱用品消毒流程图

3. 流程图（见图 7.27）

4. 注意事项

（1）床单位包含：床单、被套、枕套、床垫、被褥、枕芯、床、床头柜。

（2）长期住院患者及疑似传染病患者床单、被套、枕套每周更换一次，有污染及时更换。床架、床头柜每天擦拭两次。

（3）物体表面清洁消毒顺序：由上到下、由内到外、由轻度污染到重度污染。避免重复往返擦拭，宜采用"S"形顺序擦拭。

（4）抹布要一床一用一清洗。

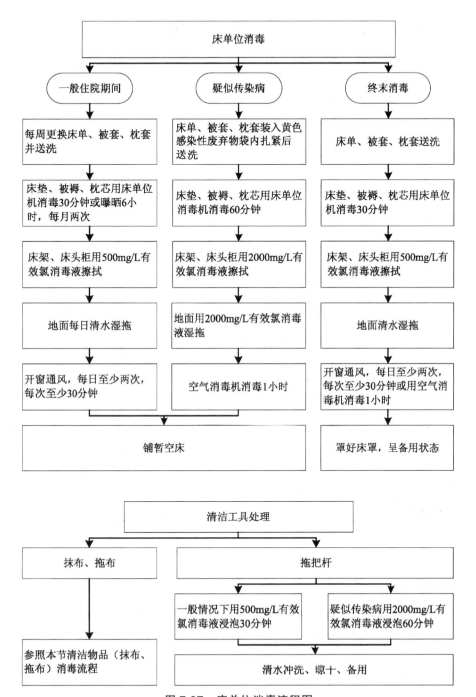

图 7.27　床单位消毒流程图

（5）地面要湿式清洁，从相对清洁区域到污染区域的顺序拖地，采用"S"形方式顺序拖地。

（6）床单位消毒机每月监测机器臭氧浓度，并记录。

（四）康复用品消毒

1. 目的

保持康复用品干净、整洁，避免交叉感染。

2. 用物

容器、含氯消毒片、消毒湿巾、70%—80%酒精、紫外线灯。

3. 流程图（见图7.28）

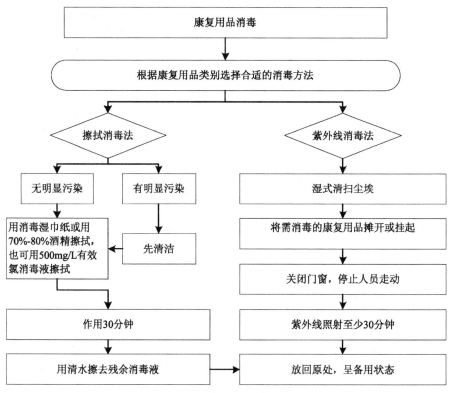

图 7.28　康复用品消毒流程图

4. 注意事项

（1）康复用品分为：器械类、球类、书画类、乐器类、棋牌类、文具类。

（2）含氯消毒片要与清水混合均匀，浓度配置准确，检测合格后方可使用。

（3）康复用品一用一消毒。

（4）擦拭消毒时要求全覆盖。

（5）紫外线灯管每周用70%—80%酒精清洁擦拭一次，并做好监测工作。（详见第七章第一节消毒灭菌效果监测）

（五）室内空气消毒

1. 目的

预防由于空气媒介作用引起的各种呼吸道传染病。

2. 用物

紫外线灯、等离子空气消毒机、有效氯消毒液或者复合双链季铵盐消毒液。

3. 流程图（见图7.29）

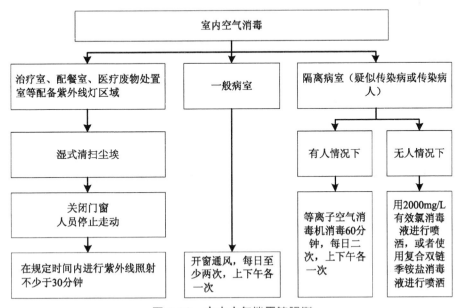

图 7.29　室内空气消毒流程图

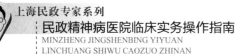

4. 注意事项

（1）紫外线灯管每周用 70%—80% 酒精清洁擦拭一次。

（2）紫外线强度监测仪测试，> 80 μW/cm² 每半年测定一次，≤ 80 μW/cm² 每季度测定一次，< 70 μW/cm² 及时更换紫外线灯管，有记录。

（3）等离子空气消毒机过滤网每月清洗一次，并记录。

（4）配餐室每次餐前均需进行紫外线空气消毒。治疗室空气消毒每日 2 次。医疗废物处置室每日消毒一次。

（5）配餐室、治疗室及医疗废物处置室对外需安装纱窗，防蚊蝇。同时保证自然通风。

（六）清洁物品（抹布、拖布）消毒

1. 目的

保持抹布、拖把干净和整洁，预防和控制医院内感染。

2. 用物

容器、含氯消毒片。

3. 流程图（见图 7.30）

4. 注意事项

（1）红色：厕所；黄色：病室、走廊、病人活动区域；绿色：办公区域、备餐室、治疗室；黑色：隔离区域。

（2）抹布、拖布分区使用，标识清楚，不得混用。清洁抹布、拖布定点分类放置，标识清楚。

（3）使用后的厕所拖布用黑色袋子包扎后放入污染桶内。疑似传染病使用后的拖布、抹布用双层黄色感染性废弃物袋子包扎后放入污染桶内。集中送洗。

（4）每次中和剂（包括中和酸剂、柔软剂等）的投放量应根据洗涤织物在脱水出机后用 pH 试剂测试水中的结果而定，pH 偏高则加量，偏低则减量。中和后水中的 pH 应为 5.8—6.5。

（5）清洁拖布、抹布按照绿色、红色、黄色、黑色标识分开专箱加盖存放，不得混放，存放时间不超过 48 小时。

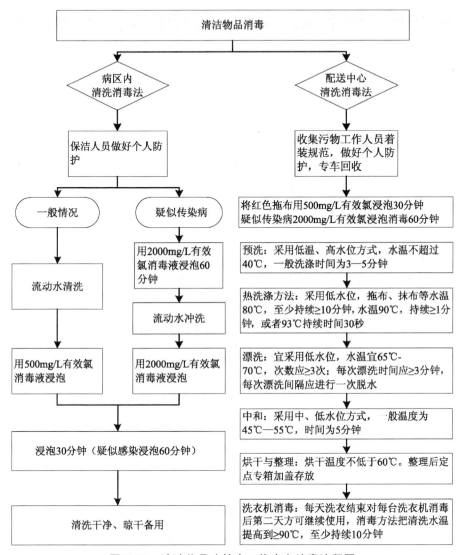

图 7.30　清洁物品（抹布、拖布）消毒流程图

（6）运送衣物的车辆及专用桶每次使用后用 500 mg/L 有效氯消毒液冲洗擦拭，作用 30 分钟后再用清水擦拭、晾干，定点放置。

（张　瑜）

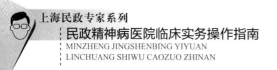
第五节　医院内常见感染性疾病预防控制措施

　　民政精神病专科医院患者由于长期住院、年龄普遍偏大、生活自理能力较差、长期服用抗精神病药物产生副作用、封闭式或者半开放式管理等因素极易发生医院感染，常见的医院感染部位主要是：呼吸道、泌尿道、皮肤软组织、胃肠道等。

一、呼吸道感染性疾病预防控制措施

　　1. 住院慢性精神障碍患者常见呼吸道感染性疾病

　　流行性感冒、病毒性腮腺炎、水痘、结核等。

　　2. 预防控制措施（见表 7.2）

表 7.2　呼吸道感染性疾病预防控制措施表

类　别	预防控制措施
患者管理	（1）门诊预检分诊及时发现通过飞沫及空气传播疾病的患者或疑似患者。 （2）患者入院、返院均安置于单间病室隔离医学观察，排除感染性疾病后根据病情解除医学观察。呼吸道感染性疾病有疑似传染可能患者应隔离在病区末端单间病室。 （3）患者医学观察及隔离期间尽量减少外出检查或转运，避免和其他患者接触。如因治疗需要，应指导患者戴好医用外科口罩方可外出，并于交接部门事先做好沟通。 （4）督促患者做好口腔卫生，生活不能自理者每日协助清洁口腔至少 3 次（含氯已定成分的护理液或生理盐水），或根据医嘱予口腔护理。 （5）长期卧床患者无禁忌证时应持续将床头抬高 30°—45°，患者不耐受时或进行治疗、护理操作时可放平。协助患者进食时及进食后 2 小时内应尽可能抬高床头 > 30° 或者做起，防止食物误吸。 （6）行动不便的患者尽量使用辅助设备，如轮椅以减少卧床时间，手术后应鼓励患者尽早下床活动，可以坐在床旁椅、轮椅上或在病室内扶住床栏缓慢行走，每天至少一次。 （7）留置胃管的患者应每日检查胃管位置是否适当，防止胃管脱入气道。 （8）根据气候，组织患者适当户外活动，保证睡眠时间，增强抵抗力。 （9）三餐前组织患者用流动水和皂液洗手。 （10）积极治疗患者基础疾病，去除危险因素。 （11）鼓励患者戒烟，依从性较差的患者可以逐渐减少吸烟量。

（续表）

类　别	预防控制措施
环境管理	（1）保持病室环境整洁，采取湿式清洁方式，每日开窗通风至少两次，每次不少于 30 分钟。 （2）疑似呼吸道感染性疾病或呼吸道感染性疾病的隔离室空气消毒每日两次，有人环境使用等离子空气消毒机。 （3）病区内高频接触物如水龙头、坐凳、床栏、开关等，每日清洁消毒至少两次。 （4）病区垃圾桶为脚踏式，桶盖每日清洁消毒 1 次。 （5）呼吸道感染性疾病有疑似传染可能的患者所用织物均按照感染性织物管理。 （6）呼吸道感染性疾病有疑似传染可能的患者产生的废物（包括生活垃圾）均按照感染性医疗废物处置。 （7）三餐前做好患者餐桌消毒擦拭工作。 （8）呼吸道感染性疾病有疑似传染可能的患者使用的餐具先煮沸 15 分钟，倒去残渣后，去污清洗再用蒸汽消毒 30 分钟。
职业防护管理	（1）医护、保洁人员在接触观察隔离患者时应戴医用外科口罩，必要时戴医用防护口罩。 （2）严格执行手卫生，病区配备速干手消毒剂。 （3）当接触患者及其血液、体液、分泌物、排泄物等物质时应戴医用手套，必要时穿隔离衣、戴防护面罩或护目镜。 （4）医护、保洁人员出现呼吸道感染征象时应避免直接与患者接触，工作期间应戴医用外科口罩，认真执行手卫生。 （5）可以优先安排对水痘等疾病有免疫力的工作人员为患者提供诊疗操作，不应安排易感者进入隔离室。
家属管理	（1）对有咳嗽、鼻塞、鼻涕或呼吸道分泌物增加等有呼吸道感染征象的会客家属，护理人员应指导家属和患者佩戴医用外科口罩并督促其做好手卫生。 （2）呼吸道传染性疾病暴发或流行季节，疑似呼吸道感染性疾病患者观察隔离期间暂停会客，做好家属解释工作。 （3）假出院期间，督促家属做好患者日常生活管理，尽量不带患者去人群密集的地方，防止发生交叉感染，发现异常及时就诊处置。
其他相关管理	（1）做好患者巡视、观察，尤其对缺乏主诉的患者注意观察其面色、呼吸等，发现异常及时报告、处置。 （2）做好患者健康宣教，指导患者咳嗽或打喷嚏时应用卫生纸遮掩口、鼻，否则应用臂弯遮掩口、鼻；使用后的卫生纸应丢进垃圾桶；接触呼吸道分泌物后应做手卫生。 （3）指导患者正确咳嗽，腹式呼吸。

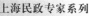

3. 注意事项

（1）一般情况用 500 mg/L 有效氯消毒液消毒，作用 30 分钟，疑似传染病用 2 000 mg/L 有效氯消毒液消毒，作用 60 分钟。

（2）患者医学观察及隔离期间个人洗漱等日常用品放置于隔离室，体温表、血压计等用物专人专用。

（3）做好吸痰、吸氧设备等相关物品的清洁消毒。

二、泌尿道感染性疾病预防控制措施

1. 住院慢性精神障碍患者常见泌尿道感染性疾病

泌尿道感染、导尿管相关泌尿系感染。

2. 预防控制措施（见表 7.3）

表 7.3　泌尿道感染性疾病预防控制措施表

类　别	预防控制措施
患者管理	（1）患者入院、返院均安置于单间病室隔离医学观察，排除感染性疾病后根据病情解除医学观察。 （2）督促患者适当多饮水勤排尿，做好个人卫生，定期组织患者沐浴，及时更换内衣裤。 （3）沐浴时督促患者尽量翻洗包皮，保持局部清洁。 （4）保持患者个人卫生，勤剪指甲，勤洗手。 （5）留置导尿时，应每日清洁患者尿道口（可选用温开水、生理盐水进行清洁），大便失禁患者，清洁后宜消毒尿道周围。沐浴时应避免导尿管浸在水中。患者集尿袋应悬挂于低于膀胱水平的位置，不要放于地面，并及时清空集尿袋中尿液。恰当安全固定导尿管，避免移动或尿道牵拉，保持导尿管和收集管不缠绕。 （6）建议每两周更换导尿管一次，普通集尿袋每周更换 2 次，精密集尿袋每周更换 1 次，如遇导尿管阻塞时及时更换。 （7）留置导尿患者活动或转运时应暂时夹闭导尿管。 （8）根据气候，组织患者适当户外活动，保证睡眠时间，增强抵抗力。
环境管理	（1）保持病室环境整洁，采取湿式清洁方式，每日开窗通风至少 2 次，每次不少于 30 分钟。 （2）病区内高频接触物如水龙头、床头柜、床栏、开关等每日清洁消毒至少二次。 （3）三餐前做好患者餐桌清洁消毒擦拭工作。

（续表）

类　别	预防控制措施
职业防护管理	（1）医护、保洁人员要做到勤洗手、认真执行五个时刻手卫生工作。配备速干手消毒剂。 （2）置管、进行导尿管维护及任何与导尿管相关操作前后均应严格执行手卫生、严格遵循无菌技术规范。
家属管理	假出院期间，督促家属叮嘱患者适当多饮水勤排尿，做好患者日常生活管理。
其他相关管理	（1）掌握留置导尿的指证，选择合适的型号，留置导尿≥5天的患者，床位医生必须填写《导尿管相关泌尿系统感染监测登记表》，每天评估留置导尿管的必要性，尽早拔管。 （2）留置导尿患者如导尿管出现脱开或者渗漏是应消毒导尿管—集尿袋连接处并更换集尿系统。做好患者巡视、观察，尤其对缺乏主诉的患者注意观察其面色、排尿次数、姿态等情况，并注意异常味道，发现异常及时报告、处置。 （3）合理留取尿液标本：收集少量新鲜尿液标本，消毒剂消毒后，通过从无针采样口用无菌针/套管接头抽取尿液；需要做特殊尿液分析时，采用无菌方法从引流袋获取更多的尿液。 （4）加强患者健康宣教，教会患者如何识别尿路感染症状：尿频、尿急、尿痛，有不适及时报告医务人员。

3. 注意事项

（1）一般情况用 500 mg/L 有效氯消毒液消毒，作用 30 分钟，疑似传染病用 2 000 mg/L 有效氯消毒液消毒，作用 60 分钟。

（2）患者医学观察及隔离期间个人洗漱等日常用品放置于隔离室，体温表、血压计等用物专人专用。

三、皮肤感染性疾病预防控制措施

1. 住院慢性精神障碍患者常见皮肤感染性疾病

真菌性皮肤癣菌病、化脓性皮肤病、各种疣类、疥疮、丹毒、压疮等。

2. 预防控制措施（见表 7.4）

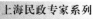
表 7.4　皮肤感染性疾病预防控制措施表

类　别	预防控制措施
患者管理	（1）门诊预检分诊及时发现皮肤感染性疾病患者或疑似患者。 （2）患者入院、返院均安置于单间病室隔离医学观察，排除感染性疾病后根据病情解除医学观察。医学观察或隔离期间尽量减少外出检查或转运，避免和其他患者接触，尤其是疥疮患者。 （3）督促患者做好个人卫生，勤修剪指甲，大小便不能自理者，做好患者局部皮肤清洁，必要时可外用一些皮肤保护剂，减少皮肤摩擦和刺激，保持皮肤清洁干燥。 （4）患者衣、裤、床单位随时保持清洁干燥，贴身衣物不宜过紧，选择棉质为宜，并及时更换被汗液尿液浸湿、污染的衣裤及床单位。 （5）除沐浴日外每天组织患者洗脚，并更换宽松、棉质的袜子。在皮肤病好发季节沐浴时提供硫磺皂，患者个人洗漱用品一人一用一消毒。 （6）皮肤病好发季节，床位医生、护士每日检查患者皮肤情况，并做好记录和交接班。 （7）积极防治易引起皮肤改变或者损伤的疾病，如糖尿病、蚊虫叮咬、皮肤病等，防治继发感染。 （8）做好褥疮易发患者的护理：对瘫痪、长期卧床的患者使用气垫床，并定期检查受压部位皮肤，2 小时翻身一次，避免潮湿、摩擦及排泄物刺激。 （9）根据气候，组织患者适当户外活动，保证睡眠时间，增强抵抗力。
环境管理	（1）夏季做好防蚊蝇工作，病室安装纱窗，提供防蚊虫叮咬花露水，夜间使用蚊香，防止蚊虫叮咬，保证患者睡眠。 （2）患者使用中的床褥、床垫及枕芯定期更换，选择天气炎热时进行床单位暴晒。 （3）病区高频接触物如水龙头、床头柜、床栏、开关等每日清洁消毒至少二次，采取湿式清洁方式。 （4）皮肤感染性疾病有疑似传染可能的患者所用织物均按照感染性织物管理。 （5）皮肤感染性疾病有疑似传染可能的患者产生的废物（包括生活垃圾）均按照感染性医疗废物处置。 （6）皮肤感染性疾病有疑似传染可能的患者使用的餐具先煮沸 15 分钟，倒去残渣后，去污清洗再用蒸汽消毒 30 分钟。

（续表）

类　别	预防控制措施
职业防护管理	（1）医护、保洁人员在接触医学观察及隔离期患者皮肤感染部位分泌物、脓液、血液及其污染物品时必须戴医用手套，并在脱手套后执行洗手。 （2）严格执行手卫生规范，配备速干手消毒剂。 （3）当接触皮肤感染性疾病有疑似传染可能的患者及其血液、体液、分泌物、排泄物或给患者涂抹药膏时应戴医用手套。
家属管理	（1）疥疮感染患者隔离期间暂停会客，做好家属解释工作。 （2）患者假出院期间，督促家属做好患者日常生活管理。
其他相关管理	（1）做好患者巡视、观察，尤其对缺乏主诉的患者注意观察其动作、姿态和外露皮肤情况，发现异常及时报告、处置。 （2）组织患者沐浴时加强皮肤观察，发现异常及时诊疗。 （3）做好患者健康宣教，指导患者在出现皮肤瘙痒等不适及时反馈给医务人员。当患者出现皮肤感染时，督促其勿抓局部皮肤，防止皮损更加严重或者感染扩散，根据病情采取对症治疗和观察隔离。

3. 注意事项

详见泌尿道感染性疾病预防控制措施的注意事项。

四、胃肠道感染性疾病预防控制措施

1. 住院慢性精神障碍患者常见胃肠道感染性疾病

感染性腹泻、急性胃肠炎、食物中毒等。

2. 预防控制措施（见表 7.5）

表 7.5　胃肠道感染性疾病预防控制措施表

类　别	预防控制措施
患者管理	（1）门诊预检分诊及时发现胃肠道感染性疾病患者或疑似患者。 （2）患者入院、返院均安置于单间病室隔离医学观察，排除感染性疾病后根据病情解除医学观察。医学观察及隔离期间尽量减少外出检查或转运，避免和其他患者接触。 （3）三餐前组织患者用流动水和皂液洗手。 （4）会客时督促患者勿将熟食带入病室。

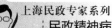

（续表）

类　别	预防控制措施
患者管理	（5）督促患者做好个人卫生，勤修剪指甲。 （6）患者三餐进食均采取分餐制。 （7）冬季及时增加衣物，防止患者胃部受凉。 （8）根据气候，组织患者适当户外活动，保证睡眠时间，增强抵抗力。
环境管理	（1）保持病室环境整洁，采取湿式清洁方式，每日开窗通风至少两次，每次不少于 30 分钟。 （2）病区内高频接触物如水龙头、床头柜、床栏、开关等每日清洁消毒至少两次。 （3）胃肠道感染性疾病有疑似传染可能的患者所用织物均按照感染性织物管理。 （4）胃肠道感染性疾病有疑似传染可能的患者产生的废物（包括生活垃圾）均按照感染性医疗废物处置。 （5）隔离区患者的呕吐物、排泄物应用草纸、抹布或消毒湿巾纸及时覆盖后按照要求严格执行消毒隔离措施。 （6）食堂生熟食品分开，防止交叉感染，患者餐具洗涤后采取蒸汽消毒 20 分钟。胃肠道感染性疾病有疑似传染可能的患者使用的餐具先煮沸 15 分钟，倒去残渣后，去污清洗再用蒸汽消毒 30 分钟。 （7）配餐用袖套、围裙每日清洗更换。 （8）三餐前对患者餐桌进行清洁消毒擦拭，配餐间空气用紫外线照射消毒。
职业防护管理	（1）医护、保洁人员要做到勤洗手、认真执行五个时刻手卫生工作。配备速干手消毒剂。 （2）三餐前医护人员流动水和皂液洗手后需戴袖套、围裙，方可参与开饭操作。 （3）做好食堂卫生工作管理，工作人员每年健康体检一次合格方可上岗。 （4）护理感染性腹泻患者时医务人员必须戴医用外科口罩及医用手套进行操作。
家属管理	（1）感染性腹泻患者隔离期间暂停会客，做好家属解释工作。 （2）对于家属会客带入食品加强检查，询问食物购买或烹饪时间，查看有无过期、变质，尤其是天气炎热时带入的熟食应加强检查，发现异常及时反馈给家属，并予妥善处理。 （3）需加热使用的食物，督促家属加热，防止患者食用后引起不适。 （4）假出院期间，督促家属做好患者日常生活管理，保证患者饮食规律及卫生，发现异常及时就诊处置。

（续表）

类　别	预防控制措施
其他相关管理	（1）做好患者巡视、观察，尤其对缺乏主诉的患者注意观察其面色、排便次数、姿态等情况，并注意异常味道，发现异常及时报告、处置。 （2）患者带入食品外包装注明会客时间，备查。 （3）三餐下送病区前，食堂将食品留样48小时，备查。 （4）三餐进病区后先对食物进行抽样检查，无异常方可接受，并有交接记录。 （5）病区保管的患者点心需每周进行检查：有效期、包装及水果有无变质、腐败等异常情况，发现异常向患者说明并让其看到食物，方可清理。 （6）加强患者健康宣教，督促其勿饮自来水及食用变质、生冷、辛辣食物，勿暴饮暴食，有不适及时报告医务人员。

3. 注意事项

详见泌尿道感染性疾病预防控制措施的注意事项。

五、血源感染性疾病预防控制措施

1. 住院慢性精神障碍患者常见血源感染性疾病

乙肝、丙肝、获得性免疫缺陷综合征、梅毒。

2. 预防控制措施（见表7.6）

表 7.6　血源感染性疾病预防控制措施表

类　别	预防控制措施
患者管理	（1）门诊预检分诊及时发现血源感染性疾病患者或疑似患者。 （2）患者入院、返院均安置于单间病室隔离医学观察，排除感染性疾病后根据病情解除医学观察。 （3）医学观察及隔离期间尽量减少外出检查或转运，避免和其他患者接触。 （4）假出院返院患者应加强重点部位皮肤检查。
环境管理	（1）保持病室环境整洁，采取湿式清洁方式，病区内高频接触物如水龙头、床头柜、床栏、开关等每日清洁消毒至少两次。 （2）疑似血源感染性疾病或血源感染性疾病患者所用织物均按照感染性织物管理。 （3）疑似血源感染性疾病或血源感染性疾病患者产生的废物（包括生活垃圾）均按照感染性医疗废物处置。 （4）隔离区物表应每日湿式清洁，保持干燥。 （5）疑似血源感染性疾病或血源感染性疾病患者使用的餐具先煮沸15分钟，倒去残渣后，去污清洗再用蒸汽消毒30分钟。

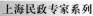

（续表）

类　别	预防控制措施
职业防护管理	（1）医护保洁人员要做到勤洗手、认真执行五个时刻手卫生工作。配备速干手消毒剂。 （2）一次性诊疗用品一人一针一管一用。 （3）护理医学观察及隔离区患者时应戴医用手套。 （4）医务人员严格执行安全注射，防止发生职业暴露。
家属管理	假出院期间，督促家属做好患者日常生活管理，避免与暴露源接触。
其他相关管理	（1）规范处置医疗废弃物。 （2）严格遵守无菌操作技术规范。 （3）保证诊疗器械消毒灭菌效果合格。 （4）加强患者健康宣教，督促其假出院期间勿去不规范洗浴中心或按摩中心，勿寻求异性服务，如有不适及时告知家属，积极对症治疗。

3. 注意事项

详见泌尿道感染性疾病预防控制措施的注意事项。

（刘苏敏）

第六节　患者入院、返院观察隔离操作流程

　　民政精神病医院收治的住院患者普遍存在年龄大、住院时间长、自我照料能力差、传染病防护意识缺乏等特点，加上封闭式集中管理，活动空间有限，时有发生聚集性感染。日常在加强消毒隔离工作的同时，要重视职工和新入院患者、返院患者的健康管理，防止输入性感染引起院内交叉感染。本节重点介绍新入院患者、返院患者观察隔离操作流程。

一、新入院患者观察隔离操作流程

　　1. 目的

　　（1）预防新入院患者患有传染性疾病（如流行性感冒、疥疮、诺如病毒引起的腹泻、水痘、肺结核等），入院时将感染源带入病区，引起院内交叉感染。

　　（2）为判断是院内还是社区感染提供诊断依据。

　　2. 对象

　　新入院患者。

　　3. 流程图（见图7.31）

　　4. 注意事项

　　（1）无感染症状的新入院患者最好是单间观察隔离，条件受限时应避免与抵抗力低的患者安置于同一病室。

　　（2）社会上有新发传染病或某种传染病流行暴发时，新入院患者必须单间观察隔离，观察隔离期为该传染病的最长潜伏期。

　　（3）隔离室应设在病区的末端。

二、患者假出院及外诊返院观察隔离操作流程

　　1. 目的

　　（1）预防患者在外期间感染常见的传染病（如流行性感冒、诺如病

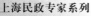

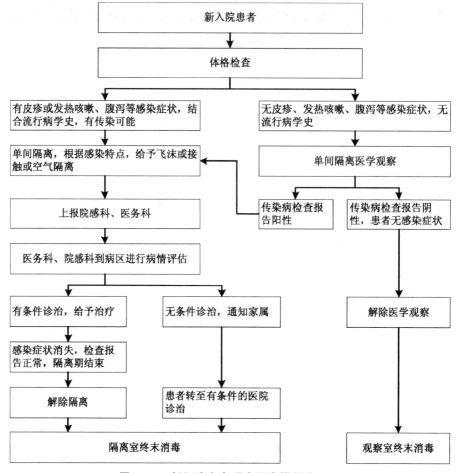

图 7.31 新入院患者观察隔离操作流程图

毒引起的腹泻、疥疮、水痘等），返院时将感染源带入病区，引起院内交叉感染。

（2）为判断是院内还是院外感染提供诊断依据。

2．对象

假出院返院患者、外院就诊返院患者。

3．流程图（见图 7.32）

4．注意事项

详见新入院患者观察隔离操作流程的注意事项。

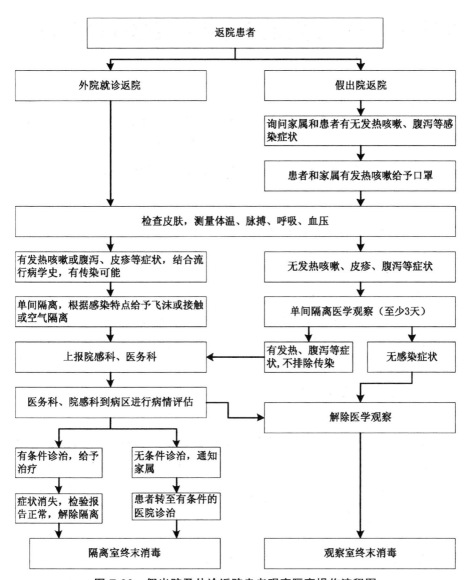

图 7.32　假出院及外诊返院患者观察隔离操作流程图

（居还英）

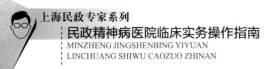
第七节　医院感染突发事件应急处置流程

科学、规范、及时、有效地做好医院感染突发事件应急处置工作，最大限度减少突发事件造成的危害，保障患者和医务人员安全，是医院感染预防和控制的重要环节。本节重点介绍常见的医院感染突发事件应急处置流程。

一、疑似医院感染暴发处置流程

1. 定义

疑似医院感染暴发是指在医疗机构或其科室的患者中，短时间内出现 3 例以上临床症候群相似、怀疑有共同感染源的感染病例的现象；或者 3 例以上怀疑有共同感染源或感染途径的感染病例的现象。

2. 流程图（见图 7.33）

3. 注意事项

短时间：根据疾病的潜伏期而定。本院规定常见的胃肠道、呼吸道、结膜炎等感染性疾病 3 天之内出现 ≥ 3 例，或 7 天之内出现 ≥ 5 例临床症候群相似、怀疑有共同感染源或感染途径的病例，病区要立即上报院感科、医务科。

二、医务人员血源性职业暴露应急处置流程

1. 定义

医务人员血源性职业暴露是感染性职业暴露的一种，指医务人员在从事医疗、护理及相关工作的过程中，意外被某种传染病患者的血液、体液污染了破损的皮肤或黏膜，或被含传染病的血液、体液污染的针头及其他锐器刺破皮肤，有被感染的可能。

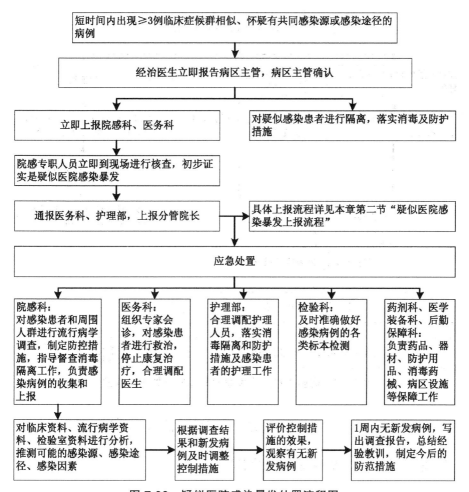

图7.33　疑似医院感染暴发处置流程图

2. 流程图（见图7.34）

3. 注意事项

（1）眼部黏膜暴露，有条件应使用洗眼器冲洗。有隐形眼镜应摘掉眼镜后冲洗。

（2）如暴露源为 HIV 感染者，应 2 小时内上报给辖区内疾控中心。

（3）如暴露源为乙肝、丙肝、梅毒患者或携带者，应收集暴露相关信息，包括暴露方式、涉及的锐器类型、暴露体液性质、暴露时间、受伤的程度和部位、暴露时所采取的防护措施和应急处置。

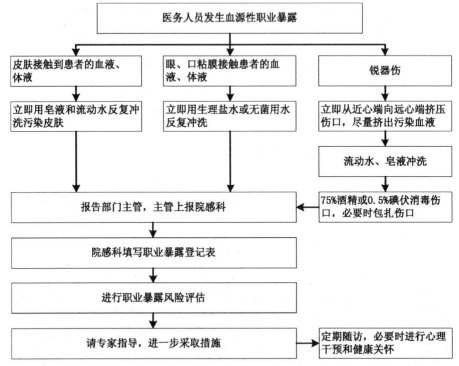

图 7.34　医务人员血源性职业暴露应急处置流程图

（4）暴露源不明的可视同血源性传染病检测结果阳性处理。

三、医疗废物突发事件应急处置流程

1. 定义

医疗废物突发事件是指医疗机构内发生医疗废物流失、泄漏、扩散等需要紧急处理的突发情况。

2. 流程图（见图 7.35）

3. 注意事项

（1）消毒区域要大于污染区域，使用的含氯消毒液浓度为 2 000 mg/L。

（2）所有使用过的工具应进行消毒。

（3）处置人员要做好卫生安全防护。

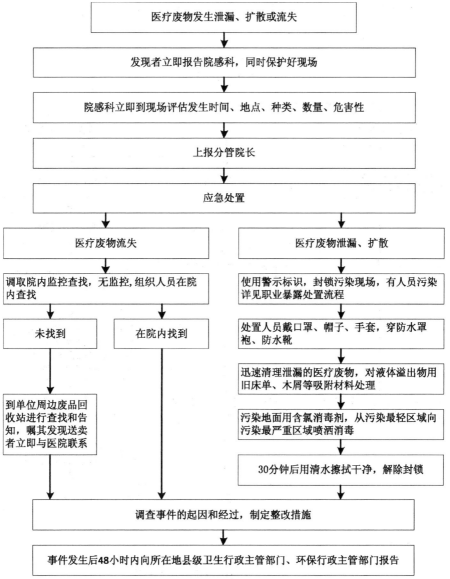

图 7.35　医疗废物突发事件应急处置流程图

四、标本打翻泼洒处置流程

1. 定义

标本打翻泼洒是指患者的血、尿、粪等标本打翻，血液、排泄物、分泌物等感染性物质泼洒于物体表面、地面、皮肤、衣服等情况。

2. 流程图（见图7.36）

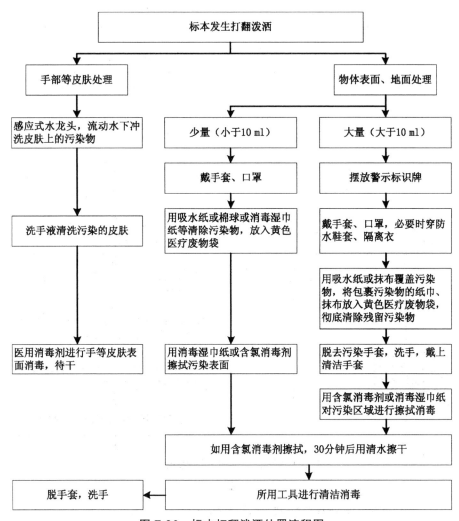

图7.36 标本打翻泼洒处置流程图

3. 注意事项

（1）如污染物内混有玻璃碴或其他锐器，应先用镊子夹除，再进行污染物清除与消毒。

（2）如在运送过程中标本被打翻泼洒到地面，送检人员应立于原地，先检查是否受伤，并立即打电话给检验科和院感科，让专职人员到现场查看处理。

（3）污染区域清洁消毒时，应以污染部位为中心，由外向内进行清洁消毒。含氯消毒液浓度为 2 000 mg/L。

（4）如皮肤有伤口，立即按职业暴露进行紧急处理。

（5）血液等污染物 ≥ 10 ml 用抹布处理时，要用蘸有浓度 5 000 mg/L 含氯消毒剂的抹布覆盖在污染物上。

（居还英）

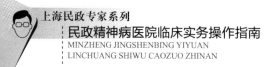
附录1　常见症状量表

表1　简明精神病量表（BPRS）

依据口头叙述	依据检测观察	0	1	2	3	4	5	6	7
1. 关心身体健康									
2. 焦虑									
	3. 感情交流障碍								
4. 概念紊乱									
5. 罪恶观念									
	6. 紧张								
	7. 装相和作态								
8. 夸大									
9. 心境抑郁									
10. 敌对性									
11. 猜疑									
12. 幻觉									
	13. 动作迟缓								
	14. 不合作								
15. 不寻常思维内容									
	16. 情感平淡								
	17. 兴奋								
18. 定向障碍									

注：0= 未测　1= 无　2= 很轻　3= 轻度　4= 中度　5= 偏重　6= 重度　7= 极重

表 2 阳性与阴性症状量表（PANSS）

编号	名　　称	无症状 1	可疑 2	轻度 3	中度 4	偏重 5	重度 6	极重度 7
P1	妄想	☐	☐	☐	☐	☐	☐	☐
P2	概念紊乱	☐	☐	☐	☐	☐	☐	☐
P3	幻觉性行为	☐	☐	☐	☐	☐	☐	☐
P4	兴奋	☐	☐	☐	☐	☐	☐	☐
P5	夸大	☐	☐	☐	☐	☐	☐	☐
P6	猜疑 / 被害	☐	☐	☐	☐	☐	☐	☐
P7	敌对性	☐	☐	☐	☐	☐	☐	☐
N1	情感迟钝	☐	☐	☐	☐	☐	☐	☐
N2	情绪退缩	☐	☐	☐	☐	☐	☐	☐
N3	情感交流障碍	☐	☐	☐	☐	☐	☐	☐
N4	被动 / 淡漠 / 社交退缩	☐	☐	☐	☐	☐	☐	☐
N5	抽象思维能力障碍	☐	☐	☐	☐	☐	☐	☐
N6	交流缺乏自发性和流畅性	☐	☐	☐	☐	☐	☐	☐
N7	刻板思维	☐	☐	☐	☐	☐	☐	☐
G1	关注身体健康	☐	☐	☐	☐	☐	☐	☐
G2	焦虑	☐	☐	☐	☐	☐	☐	☐
G3	自罪感	☐	☐	☐	☐	☐	☐	☐
G4	紧张	☐	☐	☐	☐	☐	☐	☐
G5	装相和作态	☐	☐	☐	☐	☐	☐	☐
G6	抑郁	☐	☐	☐	☐	☐	☐	☐
G7	动作迟缓	☐	☐	☐	☐	☐	☐	☐
G8	不合作	☐	☐	☐	☐	☐	☐	☐
G9	异常思维内容	☐	☐	☐	☐	☐	☐	☐
G10	定向障碍	☐	☐	☐	☐	☐	☐	☐
G11	注意障碍	☐	☐	☐	☐	☐	☐	☐
G12	自知力缺乏	☐	☐	☐	☐	☐	☐	☐
G13	意志障碍	☐	☐	☐	☐	☐	☐	☐
G14	冲动控制障碍	☐	☐	☐	☐	☐	☐	☐
G15	先占观念	☐	☐	☐	☐	☐	☐	☐
G16	主动回避社交	☐	☐	☐	☐	☐	☐	☐

注：勾出最适合患者情况的分数

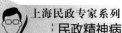
表 3 阳性症状评定量表（SAPS）

幻　　覚	0	1	2	3	4	5
1. 听幻觉						
2. 评论性幻听						
3. 对话性幻听						
4. 躯体或触幻觉						
5. 嗅幻觉						
6. 视幻觉						
7. 幻觉总评						
妄　　想						
8. 被害妄想						
9. 嫉妒妄想						
10. 罪恶或过失妄想						
11. 夸大妄想						
12. 宗教妄想						
13. 躯体妄想						
14. 关系妄想						
15. 被控制妄想						
16. 读心妄想						
17. 思想被广播						
18. 思想被插入						
19. 思维被夺						
20. 妄想评分						
怪异行为						
21. 衣着和外表						
22. 社交行为和性行为						
23. 攻击和激越行为						
24. 重复或刻板行为						
25. 怪异行为总评						

（续表）

幻　　觉	0	1	2	3	4	5
阳性思维形式障碍						
26. 出轨（联想散漫）						
27. 言语不切题						
28. 言语不连贯						
29. 逻辑障碍						
30. 赘述						
31. 言语云集						
32. 言语随境转移						
33. 音联						
34. 阳性思维形式障碍总评						

注：0= 无　1= 可疑　2= 轻度　3= 中度　4= 重度　5= 极重

总分：　　　　　综合评价总分：

表 4　阴性症状评定量表（SANS）

情感平淡或迟钝	0	1	2	3	4	5
1. 面部表情变化少						
2. 自发动作少						
3. 姿势表情贫乏						
4. 神接触差						
5. 无情感反应						
6. 语调缺乏波动						
7. 情感平淡总评						
思维贫乏						
8. 语量贫乏						
9. 言语内容贫乏						
10. 言语中断						
11. 应答迟缓						
12. 言语障碍总评						

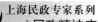

（续表）

	0	1	2	3	4	5
情感平淡或迟钝						
意志缺乏						
13. 衣着及个人卫生差						
14. 工作或学习不能持久						
15. 躯体少动						
16. 意志缺乏总评						
兴趣／社交缺乏						
17. 娱乐的兴趣和活动减少						
18. 性活动减少						
19. 亲密感缺乏						
20. 交友兴趣下降						
21. 兴趣／社交缺乏总评						
注意障碍						
22. 不注意社交						
23. 心理测试时注意力不集中						
24. 注意障碍总评						

注：0=无　1=可疑　2=轻度　3=中度　4=重度　5=极重
总分：　　　　综合评价总分：

表5　汉密顿抑郁量表（HAMD）

项　　目	0	1	2	3	4
1. 抑郁情绪					
2. 有罪感					
3. 自杀					
7. 工作和兴趣					
8. 阻滞					
9. 激越					
10. 精神性焦虑					

（续表）

项 目	0	1	2	3	4
11. 躯体性焦虑					
15. 疑病					
19. 人格或现实解体					
20. 偏执症状					
22. 能力减退感					
23. 绝望					
24. 自卑感					

项 目	0	1	2		
4. 入睡困难					
5. 睡眠不深					
6. 早醒					
12. 胃肠道症状					
13. 全身症状					
16. 体重减轻					
17. 自知力					
18. 日夜变化 A 早 R 晚					
21. 强迫症状					

注：0= 无　1= 轻　2= 中度　3= 重度　4= 极重度

表 6　汉密顿焦虑量表（HAMA）

项 目	0	1	2	3	4
1. 虑心境					
2. 紧张					
3. 害怕					
4. 失眠					

（续表）

项　　目	0	1	2	3	4
5. 记忆或注意障碍					
6. 抑郁心境					
7. 肌肉系统症状					
8. 感觉系统症状					
9. 心血管系统症状					
10. 呼吸系统症状					
11. 胃肠道症状					
12. 生殖泌尿系统症状					
13. 自主神经系统症状					
14. 会谈时行为表现					

注：0＝无　1＝轻　2＝中度　3＝重度　4＝极重度

表7　Young 躁狂评定量表（YMRS）

项　　目	0（无）	1（轻）	2（中）	3（较重）	4（重）
1. 心境高涨					
2. 活动／精力增加					
3. 性兴趣					
4. 睡眠					
7. 语言—思维障碍					
10. 外表					
11. 自知力					

项　　目	0（无）	2（轻）	4（中）	6（较重）	8（重）
5. 易激惹					
6. 言语—语速语量					
8.（思维）内容					
9. 破坏攻击行为					

表8　简易精神状态检查量表（MMSE）

项　　目			记　　录	评　分
Ⅰ　定向力（10分）	星期几			0　1
	几号			0　1
	什么季节			0　1
	哪一年			0　1
	省市			0　1
	区县			0　1
	街道或乡			0　1
	什么地方			0　1
	第几层楼			0　1
Ⅱ　记忆力（3分）	皮球			0　1
	国旗			0　1
	树木			0　1
Ⅲ　注意力和计算力（5分）	100-7			0　1
	-7			0　1
	-7			0　1
	-7			0　1
	-7			0　1
Ⅳ　回忆能力（3分）	皮球			0　1
	国旗			0　1
	树木			0　1
Ⅴ　语言能力（9分）	命名能力	手表		0　1
		铅笔		0　1
	复述能力	四十四只石狮子		0　1
	三步命令	右手拿纸		0　1
		两手对折		0　1
		放在大腿上		0　1
	阅读能力	请闭上您的眼睛		0　1
	书写能力			0　1
	结构能力			0　1
总分				

注：1分 = 正确　0分 = 错误

表 9　Hachinski 缺血指数量表（HIS）

项　目	是	否
1. 急性起病	2	0
2. *阶梯式恶化	1	0
3. 波动性病程	2	0
4. 夜间意识模糊	1	0
5. *人格相对保持完整	1	0
6. 情绪低落	1	0
7. *躯体诉述	1	0
8. *情感失禁	1	0
9. *有高血压或高血压史	1	0
10. *中风史	2	0
11. *动脉硬化	1	0
12. *局灶神经系症状	2	0
13. *局灶性神经系体征	2	0
Hachinski 指数		
Rosen 指数		

注：* 构成 Rosen 指数的项目

表 10　护士用住院病人观察量表（NOSIE）

项　目	0分	1分	2分	3分	4分
1. 肮脏					
2. 不耐烦					
3. 哭泣					
4. 对周围活动兴趣					
5. 不督促就一直坐					
6. 容易生气					
7. 听到不存在的声音					
8. 衣着保持整洁					
9. 对人友好					

（续表）

项　　目	0分	1分	2分	3分	4分
10. 不如意便心烦					
11. 拒绝做日常事务					
12. 易激动发牢骚					
13. 忘记事情					
14. 问而不答					
15. 对好笑的事发笑					
16. 进食狼藉					
17. 与人攀谈					
18. 自觉抑郁沮丧					
19. 谈论个人爱好					
20. 看到不存在的东西					
21. 提醒后才做事					
22. 不督促便一直坐着睡					
23. 自觉一无是处					
24. 不太遵守医院规则					
25. 难以完成简单任务					
26. 自言自语					
27. 行为缓慢					
28. 无故发笑					
29. 容易发火					
30. 保持自身整洁					

注：0分＝无　1分＝有时有　2分＝常常　3分＝经常　4分＝一直有
　　因子分：社会能力（13 /14/ 21/ 24/ 25）
　　个人卫生（1/8/16/30）　社会兴趣（4/9/15/17/19）
　　抑郁（3/18/23）激惹（2/6/10/11/12/29）
　　精神病表现（7/20/26/28）退缩（5/22/27）
　　总积极因素：社会能力、个人卫生、社会兴趣因子分总和；
　　总消极因素：抑郁、激惹、精神病表现、退缩因子分总和；
　　病情总估计：（128+ 总积极因素 – 总消极因素）。

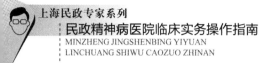

附录2　常见疗效量表

表1　疗效总体评定量表（CGI）

1. 病情严重程度（SI）：

评分标准：0= 无病；1= 基本无病；2= 极轻；3= 轻度；4= 中度；5= 偏重；6= 重度；7= 极重

2. 疗效总评（GI）：

评分标准：0= 未评；1= 显著进步；2= 进步；3= 稍进步；4= 无变化；5= 稍变化；6= 恶化；7= 严重恶化

3. 疗效指数（EI）= 疗效分 / 副反应分：

疗效、副反应编码及疗效指数表				
		副 反 应		
		无（1）	轻（2）	中（3）	重（4）
疗 效	显效（4）	01（4.00）	02（2.00）	03（1.33）	04（1.00）
	有效（3）	05（3.00）	06（1.50）	07（1.00）	08（0.75）
	稍有效（2）	09（2.00）	10（1.00）	11（0.67）	12（0.50）
	无效或恶化（1）	13（1.00）	14（0.50）	15（0.33）	16（0.25）

评定结果：

1. 病情严重程度：

2. 疗效总评：

3. 疗效指数：

疗效分：

副反应分：

注：疗效分 4 级：1= 无效或恶化是指症状毫无减轻或恶化。2= 稍有效指症状略有减轻。3= 有效指症状有肯定进步或部分症状消失。4= 显效指症状完全或基本消失。

副反应分 4 级：1="无"指没有不良反应。2="轻"指有些不良反应，但并不影响患者的功能。

3="中"指不良反应明显影响患者功能。4="重"指发生了严重的甚至危及患者安全的不良反应。

表 2　药物副作用量表（TESS）

项目	序号	内　　容	严重程度	与药物关系	处　　理
中毒行为	1	中毒性意识模糊			
	2	兴奋或激越			
	3	情感抑郁			
	4	活动增加			
	5	活动减退			
	6	失眠			
	7	嗜睡			
化验异常	8	血象异常			
	9	肝功能异常			
	10	尿液异常			
神经系统	11	肌强直			
	12	震颤			
	13	扭转型痉挛			
	14	静坐不能			
植物神经系统	15	口干			
	16	鼻塞			
	17	视力模糊			
	18	便秘			
	19	唾液增多			
	20	出汗			
	21	恶心呕吐			
	22	腹泻			

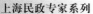
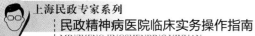
（续表）

项目	序号	内　　容	严重程度	与药物关系	处　　理
心血管系统	23	血压降低			
	24	头晕和昏厥			
	25	心动过速			
	26	高血压			
	27	EKG异常			
其他	28	皮肤症状			
	29	体重增加			
	30	体重减轻			
	31	食欲减退或厌食			
	32	头痛			
	33	迟发性运动障碍			
	34	其他			
	35	其他			
总评分	严重程度: 0= 无；1= 轻；2= 中；3= 重				
	痛苦: 0= 无；1= 轻；2= 中；3= 重				

注：严重程度：0= 无　1= 可疑或极轻　2= 轻度　3= 中度　4= 重度
　　与药物的关系：0= 无　1= 很少　2= 可能　3= 很可能　4= 肯定
　　处理：0= 无　1= 加强观察　2= 给拮抗药　3= 改变剂量　4= 改变剂量＋拮抗
　　药　5= 暂停治疗　6= 终止治疗

附录3　常见康复评定量表

表1　住院精神病人社会功能评定量表（SSPI）

圈出最适合患者情况的分数

无缺陷有些缺陷严重缺陷不适合				
1. 住院的职业技能	0	1	2	9
2. 对待异性的角色功能	0	1	2	9
3. 家庭角色职能	0	1	2	9
4. 社会性退缩	0	1	2	9
5. 院内社会性活动情况	0	1	2	9
6. 病室内的活动行为	0	1	2	9
7. 对周围人的关心和照料	0	1	2	9
8. 对自己的照料	0	1	2	9
9. 界环境事物的兴趣与关心	0	1	2	9
10. 责任心与计划性	0	1	2	9
总　分				
残疾等级				

表2　日常生活能力量表（ADL）

圈上最适合患者情况的分数

项　　目	1 2 3 4	项　　目	1 2 3 4
1. 使用公共车辆	1 2 3 4	8. 梳头	1 2 3 4
2. 行走	1 2 3 4	9. 刷牙	1 2 3 4
3. 做饭菜	1 2 3 4	10. 洗澡	1 2 3 4
4. 做家务	1 2 3 4	11. 购物	1 2 3 4
5. 吃药	1 2 3 4	12. 定时上厕所	1 2 3 4
6. 吃饭	1 2 3 4	13. 打电话	1 2 3 4
7. 穿衣	1 2 3 4	14. 处理自己钱财	1 2 3 4

注：1=完全可以做　2=困难尚能完成　3=需要帮助　4=根本不会做

总分：

表3　住院精神病人日常生活能力评定量表（ADLPI）

圈出最适合患者情况的分数

项　　目	自己完全 可以做	有些困难 尚能完成	需要 帮助做	根本不会
1. 吃饭	1	2	3	4
2. 穿戴	1	2	3	4
3. 洗漱	1	2	3	4
4. 洗澡	1	2	3	4
5. 洗脚	1	2	3	4
6. 剪指甲	1	2	3	4
7. 大小便入厕	1	2	3	4
8. 衣着保洁	1	2	3	4
9. 皮肤保洁	1	2	3	4
10. 室内行走	1	2	3	4
11. 自身照料能力总评	1	2	3	4
12. 叠被、铺床	1	2	3	4
13. 清洁地面	1	2	3	4
14. 清洁桌椅	1	2	3	4
15. 清洁门窗	1	2	3	4
16. 打电话	1	2	3	4
17. 洗衣	1	2	3	4
18. 购物	1	2	3	4
19. 工具操作能力总评	1	2	3	4
20. 反映自身不适	1	2	3	4
21. 提出生活要求	1	2	3	4
22. 礼貌	1	2	3	4
23. 遵守作息时间	1	2	3	4
24. 参加活动	1	2	3	4

（续表）

项　目	自己完全可以做	有些困难尚能完成	需要帮助做	根本不会
25. 相互帮助	1	2	3	4
26. 日常需求规范总评	1	2	3	4

总分
因子分
分量表总评分

表4　个人和社会功能量表（PSP）

本量表考察四个主要领域的功能：请评定病人**过去一个月**内的功能水平

	无	轻	中度	明显	严重	非常严重
a) 对社会有益的活动，包括工作和学习	☐	☐	☐	☐	☐	☐
b) 个人关系和社会关系	☐	☐	☐	☐	☐	☐
c) 自我照料	☐	☐	☐	☐	☐	☐
d) 扰乱及攻击行为	☐	☐	☐	☐	☐	☐

a—c 方面的严重程度：

1. 无；
2. 轻，只有非常了解受试者的人知道；
3. 中度，该困难对于每个人都显而易见，但是按照其社会文化背景、年龄、性别和受教育水平，该困难未明显干扰其在该领域发挥作用的能力；
4. 明显，其困难严重干扰在领域的功能；但是没有专业人员或社会的帮助，受试者仍然能够做一些事情，尽管做得不充分或只是偶尔能做；若得到他人帮助，受试者可达到以前的功能水平；
5. 严重，若没有专业人员的帮助，其困难使被评定人无法进行该领域的任何功能，或者导致受试者产生破坏性作用，但是没有生存危险；
6. 非常严重，这种程度的损害和困难使受试者面临生命危险。

d 方面的严重程度：

1. 无；
2. 轻，相当于轻度无礼，不爱交际，或发牢骚；
3. 中度，例如说话声音过大，或与他人说话时显得过于近乎，或进食的方式不符合社交礼仪；
4. 明显，当众侮辱他人，损坏物品，经常出现在社交场合不适宜、但是不构成危险的行为（当众脱光衣服或小便）；
5. 严重，经常有言语威胁或经常有身体攻击，没有造成严重伤害的意图或可能性；
6. 非常严重，定义为经常的攻击行为，其目的是或者很可能导致严重伤害。

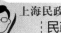
（续表）

100—91	全部四个领域的功能均优异。受试者因良好的品质而得到高度评价，能够充分地应对生活问题，参与广泛的兴趣活动；
90—81	全部四个领域的功能良好，只有常见的问题和困难；
80—71	a—c 领域中一个或多个存在轻度困难；
70—61	a—c 领域中的一个或多个存在中度但不明显的困难，或者在 d 领域存在轻度困难；
60—51	a—c 领域之一存在明显的困难，或者 d 领域存在中度困难；
50—41	a—c 领域中的两个或三个存在明显的困难，或者一个领域存在严重困难，d 领域存在或不存在中度困难；
40—31	a—c 领域中之一存在严重的困难且至少一项存在明显困难，或者 d 领域存在明显困难；
30—21	a—c 领域中有两个存在严重的困难，或者在 d 领域存在严重困难，伴或不伴 a—c 领域的损害；
20—11	所有 a—d 领域均存在严重困难，或者 d 领域存在非常严重的困难，伴或不伴整个 a—c 领域的损害。若病人对外界刺激有反应，建议评分为 20—16；若没有反应，建议评分为 15—11；
10—1	基本功能缺乏自主性，伴有极端的行为，但是没有生命危险（评分 6—10），或有生命危险，如因营养不良、脱水、感染或不能识别明显危险的环境引起的死亡危险（评分 5—1）。

PSP 总分：　　　　　　签名：

附录4 其他表单

表1 抗精神病药物治疗监测单

病区　住院号　床号　入院日期第几次入院

姓名　性别　年龄　病程　诊断

主要症状

主要用药合并用药其他用药

日期	主药及计量	依从性	不良反应	实验室	辅助检查	医师签名

（续表）

日期	主药及计量	依从性	不良反应	实验室	辅助检查	医师签名

表 2　定期体格检查记录单

姓名		性别		年龄		床号		院号	
诊断							病程		
身高	cm	体重	kg	血压		脉搏		呼吸	
体温		意识		合作程度				姿势	
皮肤破损			皮肤黄染			皮肤淤血			
颌下淋巴结			腋下淋巴结			腹股沟淋巴结			
两眼睑结膜			两球膜			两角膜		两巩膜	
外耳道			两乳突			鼻道			

（续表）

齿　龈			扁桃体			
齿 龋齿 O	8 7 6 5 4 3 2 1		1 2 3 4 5 6 7 8			缺齿 × 假齿 +
	8 7 6 5 4 3 2 1		1 2 3 4 5 6 7 8			
呼吸系统	视					
	触					
	扣					
	听					
心血管系统	视					
	触					
	扣					
	听					
腹部检查	视					
	触					
	扣					
	听					
肛门及生殖器						
四肢及脊柱						
病理反射						
急慢性锥外系反应						
其　他						

检查日期：

检查医师签名：

POSTSCRIPT

后 记

　　每一位精神障碍患者都犹如沙漠里的一棵胡杨，顽强但孤独，充满着对美好生活的向往，渴望得到关爱和帮助，却又显得那么无助，如何为他们提供优质的临床服务，抚慰每一位患者忧伤的心灵，是上海民政精神卫生服务工作人员的孜孜追求。本书总结了上海市民政第一精神卫生中心为患者提供临床服务的操作流程和方法，分享标准化、个性化、专业化服务的工作经验和体会。

　　本书编写得到上海交通大学医学院附属精神卫生中心姚培芬教授、上海民政第三精神卫生中心刘群主任医师的指导，在此表示衷心感谢。

　　本书是集体智慧的结晶。上海市民政第一精神卫生中心的王俐、叶雯、刘苏敏、陆梅、罗岚、居还英、张瑜、张静、张晶晶、顾燕、高红锐、彭红、蒋琳娜、彭佳颖、戴晶璟（按姓氏笔画为序）等同仁参与了书稿撰写。

　　机构内的临床服务是有限的，如何为精神障碍患者提供优质的全程服务，还需要家庭、社会和有关部门共同携手不断探索。

上海市民政第一精神卫生中心

2021 年 1 月

图书在版编目(CIP)数据

民政精神病医院临床实务操作指南/上海市民政第
一精神卫生中心编. —上海:学林出版社,2021
(上海民政专家系列)
ISBN 978 - 7 - 5486 - 1701 - 3

Ⅰ. ①民… Ⅱ. ①上… Ⅲ. ①精神病-诊疗-指南
Ⅳ. ①R749 - 62

中国版本图书馆 CIP 数据核字(2020)第 203424 号

责任编辑 胡雅君
封面设计 范昊如 夏 雪 李疑飘

上海民政专家系列
民政精神病医院临床实务操作指南
上海市民政第一精神卫生中心 编

出 版 学林出版社
        (200001 上海福建中路 193 号)
发 行 上海人民出版社发行中心
        (200001 上海福建中路 193 号)
印 刷 上海商务联西印刷有限公司
开 本 720×1000 1/16
印 张 20.75
字 数 30 万
版 次 2021 年 1 月第 1 版
印 次 2021 年 1 月第 1 次印刷
ISBN 978 - 7 - 5486 - 1701 - 3/C · 52
定 价 68.00 元